JEUNE ET CENTENAIRE

DU MÊME AUTEUR

Pour le grand public

La Maladie d'Alzheimer. Le guide, Trécarré, 2011 (avec Serge
Gauthier).

Judes Poirier Ph.D. C.Q.

JEUNE ET CENTENAIRE

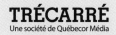

TRÉCARRÉ
Une société de Québecor Média

Catalogage avant publication de Bibliothèque et Archives nationales du Québec et Bibliothèque et Archives Canada

Poirier, Judes, 1961-

    Jeune et centenaire
    ISBN 978-2-89568-694-1
    1. Longévité. 2. Vieillissement - Prévention. 3. Habitudes sanitaires - Facteurs liés à l'âge.
    I. Titre.

RA776.75.P64 2017   612.6'8   C2016-942177-5

Édition : Miléna Stojanac
Révision et correction : Céline Bouchard et Julie Lalancette
Grille graphique de la collection : Chantal Boyer
Couverture et mise en pages : Chantal Boyer
Photo de l'auteur : Michel Paquet

L'éditeur et l'auteur tiennent à remercier Francine DeCoste de son aimable collaboration à la révision.

Remerciements
Nous remercions la Société de développement des entreprises culturelles du Québec (SODEC) du soutien accordé à notre programme de publication. Gouvernement du Québec – Programme de crédit d'impôt pour l'édition de livres – gestion SODEC.

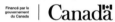

Les Éditions du Trécarré
Groupe Librex inc.
Une société de Québecor Média
La Tourelle
1055, boul. René-Lévesque Est
Bureau 300
Montréal (Québec) H2L 4S5
Tél. : 514 849-5259
Téléc. : 514 849-1388
www.edtrecarre.com

Dépôt légal – Bibliothèque et Archives nationales du Québec et Bibliothèque et Archives Canada, 2017

ISBN : 978-2-89568-694-1

Distribution au Canada
Messageries ADP inc.
2315, rue de la Province
Longueuil (Québec) J4G 1G4
Tél. : 450 640-1234
Sans frais : 1 800 771-3022
www.messageries-adp.com

Diffusion hors Canada
Interforum
Immeuble Paryseine
3, allée de la Seine
F-94854 Ivry-sur-Seine Cedex
Tél. : 33 (0)1 49 59 10 10
www.interforum.fr

À Normand, Gilles,
Paul, Jean-Marie, André,
Tuck et Serge :
ces mentors qui m'ont tant appris
et demandé si peu en retour...

SOMMAIRE

INTRODUCTION

Chercheur dans les domaines biomédical et neurologique depuis plus de trente-cinq ans, j'ai toujours voué une passion sans borne à la compréhension des mécanismes fondamentaux qui gouvernent notre univers, notre monde et notre corps. Dès mes premiers pas à titre de jeune chercheur en science, j'ai été fasciné par la complexité et le fonctionnement de notre cerveau. De plus, j'ai toujours été intrigué au plus haut point par la longévité et la notion souvent galvaudée d'immortalité.

Le concept de mortalité chez l'humain est, à la base, la plus grande source d'angoisse, de pouvoir et d'influence de notre société depuis que les premiers humains ont compris qu'il est beaucoup plus facile de survivre en groupe dans un environnement hostile que tout seul. Il n'est qu'à se rappeler l'histoire des premières civilisations où la religion, peu importe son origine, promettait aux pharaons et aux rois une vie après la mort, où ils retrouveraient leurs objets les plus précieux de même que leurs esclaves.

D'autres religions adoptèrent une stratégie similaire, mais cette fois articulée autour de l'immortalité. C'est ainsi que, il y a à peine quelques siècles, on assurait aux fidèles de Jésus et de Mahomet une vie nouvelle au paradis à la fin de leurs jours. En Asie, ce sont les empereurs chinois qui devaient jouir d'une vie après la mort, où leurs animaux de compagnie favoris, de même que les soldats de leurs armées, les rejoindraient.

Bref, dans un monde où, à l'époque, l'espérance de vie de ces civilisations était d'à peine 20 ou 30 ans, et où les femmes accouchaient de leur premier enfant à 12 ans, la promesse d'une vie plus longue, qui passait invariablement par la mort, a su séduire bien des peuples au fil des siècles. Et cela, malgré l'intangibilité des arguments et l'absence de preuves concrètes (ou mêmes scientifiques) qu'il y a bien une suite à notre existence après la mort.

Plusieurs de ces croyances ont toutefois perdu du terrain alors que l'espérance de vie humaine est passée de 27 ans, à l'époque du Christ, à plus de 80 ans aujourd'hui. En parallèle, les progrès scientifiques et l'éducation se sont démocratisés et ont fait de nous des humains plus critiques qui hésitent de moins en moins à mettre en doute des préceptes religieux (ou politiques) vieux de plusieurs millénaires, mais sans fondements concrets.

La notion même de longévité s'est elle aussi modifiée au fil des siècles. Dans les années 1800, l'espérance de vie a grimpé d'à peine plus de quinze ans par rapport à l'époque des empires romains d'Orient et d'Occident, malgré plus de mille huit cents ans d'évolution. Et pourtant, rares étaient les femmes, au XVII[j51] siècle, qui atteignaient la ménopause, période à laquelle la fertilité humaine s'éteint et la maturité apparaît.

Rappelons que, pour l'ensemble des espèces vivantes présentes sur notre planète, maturité signifie littéralement «fin de la période de reproduction». La fleur se fane et meurt une fois sa maturité atteinte. Une lionne à maturité aura de moins en moins de lionceaux. Les éléphants âgés arrivés à maturité sont souvent abandonnés par le troupeau pour préserver la nourriture pour les plus jeunes.

Évidemment, l'espèce humaine, par sa nature, sa conscience et son sens moral, s'est donné les moyens biologiques et scientifiques pour contourner l'inéluctable principe de Darwin: l'acquisition de nouveaux attributs bénéfiques à l'espèce (lire mutations génétiques utiles à la survie) ne peut s'effectuer une fois la fin du cycle reproducteur atteinte (c'est-à-dire la ménopause chez l'humain). Cette notion est assez simple à expliquer. Il est impossible pour une espèce donnée de retenir et de transmettre un avantage génétique nouvellement acquis (une mutation génétique) à la génération suivante si la femelle ne peut plus engendrer de descendance à cause de son âge avancé.

Cette révélation fascinante issue du travail de moine de Darwin, je ne l'ai complètement assimilée que très tard dans ma carrière de chercheur scientifique. Non pas que le concept soit complexe ; c'est plutôt que j'ai toujours eu la conviction que les gens qui vivent très vieux font souvent partie de familles où l'on vit très vieux. Bref, j'ai toujours cru qu'on se transmettait les gènes de la longévité de génération en génération.

Or ce n'est pas tout à fait le cas. Darwin soutient que tout ce qui nous conditionne génétiquement à avoir une vie plus longue (nouvelle mutation, perte d'un gène, etc.) ne peut pas se transmettre à la génération suivante, la période de reproduction étant terminée à l'apparition de ces facteurs de longévité. En d'autres termes, on ne peut pas acquérir des gènes ou des mutations permettant une longévité accrue, favorisant la sélection naturelle des êtres à longue vie, car, puisque la longévité accrue s'exprime tard dans la vie, les capacités reproductrices de l'espèce ont disparu depuis longtemps.

Le corollaire principal de cette observation est le suivant : toute maladie liée au vieillissement qui apparaît après la période de reproduction ne pourra jamais être éliminée du génome humain par le processus de sélection naturelle de Darwin. La rétention naturelle d'un nouveau bénéfice génétique chez l'humain ne peut se consolider à jamais dans le bagage génétique de la race humaine que si elle influence directement la période où la reproduction est pleinement fonctionnelle et où la transmission de l'information génétique (et du bénéfice acquis) se fait vers la génération suivante.

Heureusement, il existe un plan B qui déjoue grandement la sélection naturelle de Darwin : l'éducation et la transmission de l'information sur les saines habitudes de vie.

La transmission de l'information sur les habitudes de vie se fait d'une génération à l'autre sans préalable génétique, et la capacité de transmettre de l'information n'est pas conditionnée par l'âge du donneur ni par ses capacités reproductrices. Cela explique en partie pourquoi certaines espèces d'oiseaux qui sont génétiquement cousines ont des espérances de vie très différentes. Généralement, l'espèce dont les parents prennent soin du nouveau-né longtemps après l'éclosion se verra transmettre des comportements de survie qui ne sont pas innés, mais qui s'ajoutent à son bagage génétique héréditaire. Ces habiletés permettront à ses membres de vivre nettement plus longtemps que ceux de l'espèce cousine, dont les parents abandonnent leurs petits une fois qu'ils ont maîtrisé le vol.

Cela dit, si vous n'avez pas encore compris mon analogie au second degré, sachez bien que je ne peux pas vous transmettre mes connaissances scientifiques sur la longévité par voie génétique... J'emprunterai plutôt le plan B.

Ces observations scientifiques révèlent de prime abord que, bien que nous soyons de plus en plus nombreux à vivre vieux, nous avons presque atteint les limites physiques et biologiques de la longévité humaine extrême, qui se situent quelque part entre 120 et 130 ans. C'est ce que les scientifiques appellent la longévité maximale humaine, par opposition à la longévité moyenne, qui est de 75 à 85 ans environ en Occident et de 55 ans dans quelques pays africains. Vous serez peut-être surpris d'apprendre que pour l'ensemble de la planète il naît 105 hommes pour 100 femmes depuis des siècles. Les démographes interprètent cet état de fait comme un mécanisme par lequel notre espèce compense la mortalité plus élevée des hommes par rapport à celle des femmes. Toutefois, après l'âge de 65 ans, on compte plus de 135 femmes pour 100 hommes. Cette disparité impressionnante s'est imposée de façon quasi exponentielle depuis les années 1970 (figure 1) et est devenue une caractéristique immuable de notre monde contemporain.

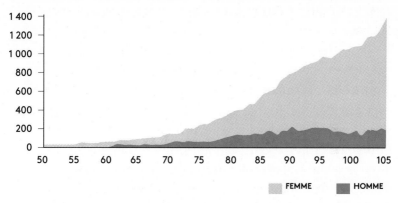

Figure 1. Prévalence des centenaires dans la population finlandaise au fil des dernières décennies. Les divergences observées en fonction du sexe et l'augmentation quasi exponentielle du nombre de femmes sont remarquables.

Dans ce livre, j'aborderai les différentes facettes de la longévité humaine, ce que nous comprenons des mécanismes biologiques qui l'animent, des interventions crédibles qui peuvent la moduler dans le temps, de même que les maladies qui la caractérisent en ce début de millénaire. Nous examinerons aussi les disparités profondes qui existent entre l'espérance de vie des Occidentaux et celle des personnes qui

Ces observations scientifiques révèlent de prime abord que, bien que nous soyons de plus en plus nombreux à vivre vieux, nous avons presque atteint les limites physiques et biologiques de la longévité humaine extrême, qui se situent quelque part entre 120 et 130 ans.

vivent dans les pays en développement; ces pays où les infections sont en tête de liste des maladies mortelles, par opposition aux maladies de la surabondance, comme le diabète et les maladies cardiaques en Occident.

Pour terminer, j'aimerais insister sur le fait que, dans cet ouvrage de vulgarisation, je demeurerai scientifiquement rigoureux et fonderai mes propos sur des faits. Je tâcherai d'éviter le piège du marketing facile qui pousse certains (trop nombreux) vulgarisateurs scientifiques à offrir des solutions simples et trop souvent élaborées sur des demi-vérités ou de la pseudoscience. Il est fort probable que je détruise des mythes qui vous sont chers. Je m'en excuse à l'avance.

Il n'y aura pas de fruits ou de légumes miracles qui préviennent la maladie de Parkinson dans ce livre, ni de sérum extrait d'abeilles qui vous procurera des années supplémentaires. Au contraire, j'ai la ferme intention de démolir, non sans un certain plaisir j'en conviens, la pseudoscience qui prétend que boire deux verres de vin par jour réduit de 50 % le risque d'avoir la maladie d'Alzheimer ! Non seulement cette affirmation est ridicule, mais elle est une insulte à l'intelligence du lecteur. Malheureusement, comme d'autres, elle est tirée habilement de véritables études scientifiques, dont l'interprétation est biaisée pour la rendre spectaculaire... et incorrecte.

Bonne lecture.

JUDES POIRIER

CHAPITRE 1

JEANNE CALMENT, DOYENNE DE L'HUMANITÉ

Jusqu'à tout récemment, le phénomène des centenaires et la croissance rapide de ce groupe étaient généralement considérés comme un événement anecdotique, un fait divers. On sait que dans les années 1950 le nombre de centenaires en France et au Japon dépassait à peine 200 personnes, et tout juste un millier en Amérique du Nord. Aujourd'hui, on en compte plus de 15 000 en France, 40 000 au Japon et près de 70 000 en Amérique du Nord [12]. Les scientifiques définissent les personnes qui ont plus de 110 ans comme des supercentenaires. Il y en aurait environ un millier dans le monde dont les documents civils authentiques permettent de valider sans l'ombre d'un doute leur statut exceptionnel. Il n'était pas rare au XIXᵉ siècle d'entendre parler de personnes qui vivaient cent vingt, cent trente et même cent cinquante ans, dans certains coins reculés de l'Ukraine.

Malheureusement, lorsque le chercheur britannique W.J. Thoms prit la peine d'examiner chacun de ces cas extraordinaires de manière rigoureuse, aucun ne s'avéra être ce qu'il prétendait [14]. Le scientifique s'était donné un nombre de critères pour déterminer la validité des affirmations de ces supercentenaires. Ils devaient entre autres avoir absolument un acte de naissance ou de baptême pour confirmer leur état civil. De plus, Thoms s'assura qu'il n'y avait pas, dans la même famille, quelqu'un qui portait les mêmes nom et prénom. Le chercheur prit grand soin de vérifier cette possibilité et contre-vérifia l'information de base avec d'autres documents religieux ou civils émis plus tard dans la vie de ces personnes, par exemple les certificats de mariage et les preuves de naissance des descendants.

Finalement, il effectua des entrevues avec les centenaires toujours vivants et compara leurs dires avec les documents officiels. Cette méthode, toujours en usage chez les scientifiques d'aujourd'hui (et particulièrement dans le comité de vérification du *Guinness World Records*), a permis d'éliminer plusieurs tentatives de falsification et des cas d'exagération. La plus commune de ces tromperies fut d'utiliser l'acte de baptême d'un ancêtre ou d'un membre de la famille éloignée qui porte exactement le même nom, mais né plusieurs décennies plus tôt. Cette mascarade se produisit à plusieurs reprises aux États-Unis, en Russie et dans certains pays du Caucase.

C'est précisément de cette manière, avec toute la rigueur possible, que mes collègues français Michel Allard et Jean-Marie Robine ont analysé les détails biographiques de Jeanne Calment, détentrice du titre de doyenne de l'humanité depuis plus de vingt ans [1]. Mme Calment est née avant la construction de la tour Eiffel, bien avant que le téléphone soit inventé, et plusieurs années avant l'arrivée de Van Gogh à Arles, sa ville natale, où elle a eu le plaisir de rencontrer dans sa jeunesse le peintre célèbre, lorsqu'il y fit un passage remarqué. Lorsqu'elle décéda, en 1997, elle avait atteint l'âge vénérable de 122 ans et 164 jours. Elle a survécu à son conjoint, à sa fille et même à son petit-fils.

Née le 21 février 1875, Jeanne Calment venait d'une famille modeste, dont le père était constructeur de bateaux. Son frère François, qui était son aîné de quelques années, mourut à l'âge de 97 ans ; un phénomène plutôt commun dans les familles des centenaires. Selon les multiples entrevues qu'elle a accordées au fil des ans, Jeanne eut une enfance relativement calme, simple et heureuse. Son père, plutôt autoritaire, lui a donné un environnement structuré. Il est assez apparent dans ses entretiens qu'elle l'a admiré et beaucoup respecté. En contraste, il appert que sa mère, très sensible et douce, avait beaucoup de difficulté à discipliner sa jeune fille. Jeanne est allée à l'école de l'âge de 7 ans jusqu'à 16 ans, moment où elle obtint son diplôme [1]. Elle passa les années subséquentes chez ses parents jusqu'au moment approprié pour se marier. Elle se décrit elle-même comme une jeune femme déterminée et, à la limite, dominante, avec un appétit féroce pour la vie et un intérêt aigu pour tout ce qui l'entoure, particulièrement les arts. Elle n'hésite jamais à émettre son opinion, et rien ne la laisse indifférente. S'il est une caractéristique qui émerge des entrevues qu'elle a données au fil des années, c'est qu'elle a passé la majeure partie de son existence à se concentrer sur les moments heureux de sa très longue vie et a eu tendance à ignorer, sinon à oublier, les événements tristes ou malheureux qui l'ont marquée. Elle n'hésite pas à dire qu'elle a fait des efforts délibérés pour oublier les moments tristes de sa vie.

Quelques années avant leur mariage, en 1888, Fernand Calment, le cousin et futur époux de Jeanne, dont la mère était propriétaire d'un magasin de matériel d'artiste, aurait présenté sa fiancée à un certain monsieur Van Gogh, qui visitait la région avec son ami Gauguin. Évidemment, il est difficile aujourd'hui de déterminer la véracité de ces événements. En revanche, il est clair que le célèbre peintre et la jeune Jeanne Calment se sont trouvés aux mêmes endroits, dans la ville d'Arles, à cette époque.

Une fois mariée à Fernand, Jeanne quitte la maison familiale pour aller vivre avec lui au-dessus du magasin de sa belle-mère. Ils eurent un seul enfant, une fille appelée Yvonne. Cette dernière eut à son tour un fils nommé Frédéric, qui malheureusement n'eut aucune descendance. Étrangement, la fille et le petit-fils de Jeanne moururent tous les deux à l'âge de 36 ans. Au décès de son mari, au cours de la Seconde Guerre mondiale, elle emménagea avec sa belle-mère, et ensuite avec sa fille. Puis, à la suite du décès d'Yvonne, elle habitera de nombreuses années avec son gendre. Au fil des ans, elle a vécu avec différents membres de sa famille et de sa belle-famille, jusqu'au jour de ses 110 ans. Finalement, elle dut se résigner à vivre seule ; elle quitta sa demeure pour habiter une maison de retraite, la Maison du Lac, où elle demeurera jusqu'à son décès, à l'âge de 122 ans.

Une analyse détaillée de l'arbre généalogique de Jeanne a révélé que les trois générations de Calment qui l'ont précédée ont aisément dépassé l'espérance de vie moyenne de l'époque. De fait, ses grands-parents ont vécu jusqu'à un âge avancé, à près de 80 ans, une situation tout à fait inusitée pour le XIXᵉ siècle et le début du XXᵉ. Autre fait surprenant, la mortalité infantile, dans l'arbre généalogique des Calment, a été anormalement basse, comparativement au reste de la population de cette époque. C'est comme si les Calment avaient été dotés de mécanismes biologiques protecteurs qui les mettaient à l'abri des maladies infectieuses communes qui avaient tendance à frapper les enfants en bas âge.

En examinant de près la vie adulte de Jeanne, on découvre une femme autonome, moderne et très indépendante. Qu'y avait-il donc d'extraordinaire ou d'unique dans sa façon de vivre qui a contribué à sa longévité exemplaire ? C'est difficile à expliquer. Son tempérament était actif, décisif et empreint d'une détermination forte. Elle était une adepte d'activités physiques comme le patin durant l'hiver, la bicyclette et la marche, l'été. Il est surprenant de découvrir qu'elle a fumé avec modération pendant toute sa longue vie. Ce n'est qu'à l'âge de 117 ans qu'elle a écrasé pour de bon. À de nombreuses reprises, son médecin avait insisté pour qu'elle cesse de fumer ; ce qu'elle a refusé systématiquement presque jusqu'à la fin de sa vie. Elle perdit son conjoint au cours de la Seconde Guerre mondiale à la suite d'un empoisonnement alimentaire plutôt anodin. Elle avait alors 67 ans.

Jeanne faisait fréquemment preuve d'une détermination bien calculée. Ainsi, à l'âge de 90 ans, vivant seule et voulant assurer son avenir, elle avait convaincu le propriétaire de son appartement de la laisser y habiter gratuitement jusqu'à la fin de ses jours, à la suite de quoi, il pourrait récupérer tous ses biens personnels en guise de paiement final. Convaincu que sa locataire n'en avait probablement pas pour très longtemps, il accepta la proposition d'affaires. Quelle mauvaise idée ! Non seulement le propriétaire mourut bien avant Mme Calment, mais ses héritiers se virent contraints de continuer d'assurer le loyer pendant de nombreuses années.

Installée à la maison de retraite, elle décida de se départir de toutes ses archives personnelles et photographies de famille. Les souvenirs de ses parents et de ses descendants passèrent à la trappe. Ce réflexe, bien que surprenant de prime abord, ne serait pas rare chez les centenaires qui, n'ayant plus de descendants directs ou d'amis proches, décident de laisser aller le passé.

Pour ce qui est de ses habitudes personnelles, on découvre une femme qui avait un excellent appétit, autant pour la vie que pour la nourriture. Qui plus est, il était de notoriété publique dans son entourage que Jeanne avait un faible pour le porto, avant ou après un repas.

Il est relativement bien démontré que, pour les femmes qui habitent le sud de la France, la longévité est souvent associée à la consommation combinée de l'huile d'olive et du vin rouge. Jeanne ne faisait pas exception. À la Maison du Lac, contrairement à ce qui était recommandé aux autres résidants, Jeanne se levait très tôt et effectuait des exercices de gymnastique et de flexibilité régulièrement. Ce n'est pas Jeanne Calment qui s'est habituée au mode de vie de la Maison du Lac, mais bien les pensionnaires de la Maison du Lac qui se sont plus ou moins adaptés à Jeanne Calment !

Jeanne Calment – citations célèbres

«Je n'ai jamais eu qu'une seule ride et je suis assise dessus.»

«Je vois mal, j'entends mal et je me sens parfois mal, mais à part ça, tout va bien.»

«Je suis en attente de la mort... et des journalistes.»

Pour en revenir au secret de sa longévité extrême, il est clair qu'une partie de l'explication réside dans l'un de ses traits de personnalité les plus frappants : sa confiance imperturbable en elle-même, une confiance et un positivisme engagé vis-à-vis des autres et de l'avenir, sans une once d'anxiété ou d'inquiétude [2]. Elle a su faire face sans hésitation à trois des principaux enjeux associés au processus de vieillissement moderne : a) la nécessité d'emménager dans une maison de retraite volontairement et en toute lucidité, b) la reconnaissance avec philosophie du déclin inévitable de ses facultés physiques et intellectuelles, et finalement c) le devoir de se faire de nouveaux amis et de modifier ses objectifs, en raison des changements et de la mort des gens de son entourage, à cet âge avancé.

Au cours des dernières décennies, de nombreux scientifiques, biomathématiciens, démographes et biologistes ont proposé des modèles d'analyse et d'extrapolation permettant de prédire quelle serait la longévité maximale de l'humain au XXIe siècle. Cumulant des données américaines, européennes et asiatiques, les modèles laissent à penser qu'il existe une barrière biologique presque immuable quelque part entre 115 et 130 ans. Une sorte de mur infranchissable.

Évidemment, ce ne sont que des scénarios biologiques basés sur des données démographiques qui ne cessent de changer de décennie en décennie. On sait par exemple que depuis les années 1970 l'espérance de vie moyenne en Amérique du

Nord augmente de deux ans tous les dix ans, alors que le taux de centenaires double dorénavant presque tous les neuf ans [9]. Selon les données les plus récentes de l'Organisation mondiale de la santé, l'augmentation décennale de l'espérance de vie s'est accélérée depuis le début du présent millénaire, allant de trois ans par décennie pour les populations occidentales (Amérique du Nord et Europe) jusqu'à six ans par décennie pour certaines portions de l'Afrique centrale [15]. Il est donc tentant de penser que l'espérance de vie maximale vécue par Mme Calment demeurera fort probablement le record à battre pour nombre d'années à venir. Chaque année supplémentaire qu'elle a ajoutée au compteur à partir de l'âge de 120 ans était un défi lancé aux statisticiens et aux mathématiciens.

Pour en revenir au secret de sa longévité extrême, il est clair qu'une partie de l'explication réside dans l'un de ses traits de personnalité les plus frappants : sa confiance imperturbable en elle-même, une confiance et un positivisme engagé vis-à-vis des autres et de l'avenir, sans une once d'anxiété ou d'inquiétude.

Imaginez une seconde que Jeanne Calment naisse en 2017 ; elle vivrait jusqu'en 2139 ! Elle verrait probablement avec amusement l'arrivée des premiers hommes sur Mars... en réalité virtuelle augmentée, bien assise dans son salon. Elle effectuerait plusieurs voyages touristiques en orbite autour de la Terre et, vraisemblablement, prendrait part au scrutin de vote universel du premier gouvernement planétaire. Imaginez...

CHAPITRE 2

LA BIOLOGIE
DE LA LONGÉVITÉ

Contrairement à la croyance populaire, le vieillissement dans le sens usuel du terme n'est pas synonyme de pertes inévitables de fonctions ou de mémoire au fil des années. Cette perception un peu ancienne n'est pas tout à fait juste. Le vieillissement est en réalité le résultat combiné de la pression environnementale sur notre corps, de la qualité de notre hygiène de vie et des gènes (de risque ou de protection) dont nous avons hérité de nos parents. Dans un tel contexte, donc, l'étude scientifique de la longévité chez les vrais jumeaux a de quoi en surprendre plus d'un [7]. De fait, les études familiales sur la longévité ont révélé récemment qu'environ 30 % du bénéfice lié à une longévité accrue est associé à un certain nombre de facteurs génétiques précis.

Une étude sur de vrais et de faux jumeaux provenant de la Finlande, de la Suède et du Danemark a permis aux scientifiques de déterminer avec exactitude qu'au moment où l'un des jumeaux identiques atteint l'âge vénérable de 90 ans l'autre voit ses chances d'atteindre le même âge grimper de plus de 480 %, par opposition à un frère qui ne serait pas jumeau. Dans le cas des faux jumeaux, la transmission génétique partielle de la longévité est supérieure par un facteur de 180 % seulement. Ces travaux indiquent qu'il y a une proportion importante de la longévité qui est conditionnée par la génétique de nos parents et de nos ancêtres, bien que ce soit un trait physiologique qui ne s'exprime qu'après la perte de notre capacité de transmettre ce bénéfice à la génération suivante.

L'une des définitions du phénomène du vieillissement qui me plaît le plus dans la littérature scientifique est celle qui le décrit comme « une perte progressive de la capacité de notre corps et de notre esprit à s'adapter aux changements engendrés par le temps dans notre environnement immédiat ».

En d'autres termes, vieillir, c'est perdre peu à peu la capacité de s'adapter aux changements de tous les jours et être de moins en moins souple, du point de vue tant physiologique que psychologique. Cette vision quelque peu philosophique explique bien ce qui se passe à l'intérieur de nos cellules vieillissantes. Ces dernières ne pourront plus maintenir leur intégrité physiologique et adaptative aux changements biologiques qui se produisent normalement avec le passage du temps. Il faut se rappeler que, selon les principes décrits par Darwin, les gènes bénéfiques dont nous héritons de nos parents ont pour seul but de nous permettre d'atteindre l'âge auquel nous serons, nous aussi, appelés à transmettre nos propres gènes à la génération suivante.

Donc, après la fin de la période de reproduction chez l'humain, peu importe les mécanismes fondamentaux qui régissent l'évolution de notre espèce, rien ne pourra être transmis génétiquement à la génération suivante. Seul compte ce qui se produit entre la naissance et la fin de la période de reproduction.

Bref, ce que les scientifiques appellent le vieillissement, ou la sénescence post-reproductive, n'est jamais programmé. C'est plutôt régi par des modifications acquises dans notre génome humain et par le legs des générations qui nous ont précédés. Autrement dit, si nous héritons d'une nouvelle mutation génétique qui a comme effet d'augmenter la longévité humaine de plusieurs années, ce n'est pas pour cette raison que nos ancêtres nous l'ont transmise, mais plutôt parce que cette modification à notre génome apporte un bénéfice (connu

Définition pratique du vieillissement

Le vieillissement est caractérisé par une perte progressive de la capacité de notre corps (et de notre cerveau) à s'adapter aux changements que nous subissons avec le temps, qu'ils soient d'ordre biologique, environnemental ou psychologique.

ou pas) qui, avant tout, favorisera la survie et la reproduction de notre espèce, pas la longévité de ses individus.

Dans ce contexte, vous ne serez pas surpris d'apprendre que les principaux mécanismes moléculaires responsables de ce qu'on appelle le vieillissement influencent surtout des processus essentiels comme la réparation des cellules, la plasticité ou le remodelage de nos tissus, tels que la capacité du cerveau à reconstruire les connexions électriques en dépit de la mort de cellules neuronales, ou encore la protection des lipides et des graisses cellulaires contre l'oxydation (c'est-à-dire la rouille) prématurée.

Les quelques exemples dont nous allons discuter illustrent bien le fait que le vieillissement normal est la perte progressive de notre habileté à nous protéger contre les ravages du temps causés par des processus de réparation biochimiques défectueux ou mal gérés par notre organisme.

Il n'y a pas qu'une seule cause responsable du vieillissement. Il s'agit plutôt de l'accumulation systématique d'anomalies individuelles au fil du temps. Parmi ces anomalies, on compte évidemment les dommages cellulaires tels que l'oxydation de la surface des cellules et des organelles intracellulaires, les mécanismes de réparation défectueux,

Il n'y a pas qu'une seule cause responsable du vieillissement.

des anomalies génétiques acquises et transmissibles, des processus inflammatoires qui normalement sont bénéfiques à la gestion des infections bactériennes et virales, mais qui, par leur mode d'action, peuvent enclencher des dommages collatéraux irréversibles des tissus sains environnants. Et en ce début du XXIe siècle, nous devons ajouter de nouveaux joueurs comme l'hygiène de vie (exercices, alimentation, pollution...), de même que la qualité des services médicaux accessibles au commun des mortels.

Dans mes conférences publiques, on me pose fréquemment la question suivante: « Est-ce que le processus de vieillissement chez l'humain peut être ralenti ou même stoppé par des modifications nutritionnelles ou médicales? » La vérité vous paraîtra surprenante, mais il est effectivement possible d'augmenter l'espérance de vie (qui est aujourd'hui en Occident de 75 ans pour les hommes et de 85 ans pour les femmes) en modifiant des paramètres liés au style et à l'hygiène de vie. Par exemple, nous savons qu'une réduction de la consommation calorique journalière d'environ 30 % (un peu comme si nous sautions un repas) peut

> La bonne nouvelle est qu'il est possible, jusqu'à un certain point, d'atténuer significativement l'incidence et la sévérité des processus dégénératifs liés au vieillissement normal chez l'humain.

augmenter significativement l'espérance de vie moyenne des rats et des souris de laboratoire, de même que celle des singes maintenus en captivité [13]. L'exercice physique permet d'augmenter la force musculaire et le fonctionnement cardiovasculaire. Lorsque l'exercice est associé à un sommeil de qualité, il constitue avec la diète l'une des meilleures interventions favorisant la longévité. Selon les études les plus récentes, ces facteurs, de même que plusieurs actions complémentaires, contrôlent environ 70 % de la vitesse à laquelle nous vieillissons normalement. La bonne nouvelle est qu'il est possible, jusqu'à un certain point, d'atténuer significativement l'incidence et la sévérité des processus dégénératifs liés au vieillissement normal chez l'humain.

UN PEU DE BIOLOGIE

L'une des plus vieilles théories scientifiques du vieillissement fait appel à la notion de génétique du vieillissement. Bien que la théorie de Darwin exclue la rétention de mutations génétiques bénéfiques associées strictement à la longévité, il s'avère que quelques-uns des gènes qui contrôlent le vieillissement après la période de reproduction ont aussi des fonctions cruciales pendant l'adolescence et la période active de reproduction. Il est donc possible de profiter d'une génétique de longévité dont les acteurs (les gènes) assument une double fonction : faciliter ou maintenir une santé physique optimale durant la maturation et, plus tard dans la vie, promouvoir la réparation efficace des tissus endommagés par le processus normal du vieillissement.

La meilleure façon d'illustrer le processus du vieillissement est de s'imaginer un balancier où, d'un côté, se trouvent les dommages causés par le passage du temps et, de l'autre, les mécanismes de réparation qui tentent de minimiser les effets du temps sur les cellules de notre corps. Lorsque nous sommes jeunes, il y a peu de dommages, et la capacité régénératrice de notre corps est maximale. Au fil des décennies, les dommages associés au passage du temps s'accumulent, alors que la capacité réparatrice des tissus s'atténue lentement mais sûrement après la trentaine. Le meilleur exemple qui soit est le cerveau vieillissant. Des études anatomiques du cerveau humain ont démontré que, à partir de la mi-trentaine, nous, les humains, commençons à perdre des cellules neuronales au rythme de 4 à 8 % par décennie, jusqu'à la fin de nos jours. Les cellules neuronales, ou neurones, sont ces cellules qui contrôlent nos gestes, nos mouvements et nos pensées, et encodent nos souvenirs au fil du temps. En termes concrets, cela veut dire que notre cerveau perd en moyenne 40 000 neurones par jour (ou 15 millions par année) entre 30 et 90 ans.

Heureusement, notre cerveau possède des centaines de milliards de neurones et, plus important encore, il existe des mécanismes de remise en marche (réinnervation neuronale) qui atténuent la perte de fonctions en stimulant les cellules survivantes afin qu'elles fabriquent de nouvelles connexions électriques entre elles. Ainsi, en dépit d'une perte progressive de neurones cérébraux au fil des ans, le processus compensatoire de réinnervation arrive à maintenir une bonne partie des circuits électriques de notre cerveau vieillissant. Or il existe des maladies liées au vieillissement, comme la maladie d'Alzheimer, qui sont caractérisées, en outre, par une perte considérable de la capacité régénératrice. Dans cette situation extrême, la mort des cellules associées au vieillissement progresse comme prévu, mais il y a absence de réinnervation compensatoire. La perte des circuits électriques provoque, avec le temps, une détérioration accélérée du réseau neuronal qui aboutit à l'émergence de nombreux déficits comme la perte de mémoire et une atteinte progressive du jugement.

Les spécialistes de l'anatomie du cerveau ont découvert que c'est dans la partie frontale de notre cerveau que le taux de mort neuronale est à son maximum pendant le processus du vieillissement normal. Cette région est fortement sollicitée dans le contrôle de la résolution de problèmes, dans la capacité de réfléchir et de comprendre des problèmes abstraits, d'accomplir de nombreuses tâches simultanément. L'autre région du cerveau qui est particulièrement vulnérable au stress et au vieillissement accéléré est l'hippocampe (nommé d'après sa forme semblable à celle du cheval de mer). Grandement

affectée dans la maladie d'Alzheimer, la région de l'hippocampe occupe une double fonction dans le cerveau : d'une
part, elle coordonne l'emmagasinage des souvenirs dans le
cortex, le disque dur de notre cerveau ; d'autre part, elle régit
la production indirecte de l'hormone du stress, le cortisol, par
les glandes surrénales attachées à nos reins.

Ainsi, en période de stress intense, la région du cerveau qui
contrôle la production de l'hormone du stress influence l'encodage de la mémoire et la formation des souvenirs. Rappelez-
vous ces tests de mathématiques, à l'école, ou encore votre
examen de conduite automobile. En réponse à la pression
de l'épreuve, vous aviez la sensation de perdre le contrôle de
l'information accumulée les semaines précédentes dans votre
mémoire à court terme.

Fait intéressant, l'étude des taux sanguins de l'hormone
de stress (un glucocorticoïde) chez des sujets âgés qui ont été
suivis pendant de longues années indique, chez ceux dont la
maladie d'Alzheimer s'installe, une augmentation marquée
des taux de cette hormone de stress dans les deux ou trois
années précédant la survenue des premiers symptômes cognitifs [4]. On explique ce phénomène par le fait que l'apparition
de la maladie d'Alzheimer, qui prend de dix à quinze ans à se
mettre en place dans le cerveau, provoque la perte de cellules
neuronales dans la région de l'hippocampe. En réponse à cette
perte marquée, l'hippocampe relâchera à son tour le frein sur
la production de l'hormone de stress ; cette dernière verra donc
sa concentration augmenter dans le sang. En conséquence, les
taux de l'hormone de stress augmenteront progressivement
chez ces personnes à risque, alors qu'il n'y a en fait aucun agent
stressant dans leur environnement immédiat. Or qui dit taux
élevé de l'hormone de stress pendant de longues périodes dit
risque de dépression. Il est relativement bien établi aujourd'hui
que la dépression chez un sujet âgé qui n'a pas vécu d'événements stressants est compatible avec un risque accru de
maladie d'Alzheimer à court ou à moyen terme. On voit donc

le cercle infernal qui se met en place : l'hippocampe perd des cellules avec le vieillissement et desserre le frein sur la production de l'hormone de stress. À long terme, les taux élevés de l'hormone de stress dans le sang favoriseront le risque de dépression qui, elle-même, est parfois annonciatrice d'une maladie d'Alzheimer en devenir, qui à son tour endommagera les neurones de l'hippocampe, et ainsi de suite. Petite précision en passant : la dépression, bien qu'associée aux taux circulants de l'hormone de stress, n'est pas un facteur causal de la maladie d'Alzheimer, mais représente plutôt un facteur de risque parmi plusieurs, dont l'hypertension, le diabète, l'obésité, le cholestérol sanguin élevé... Pour en savoir plus sur la maladie d'Alzheimer, consultez le chapitre 4.

Mais revenons à ce que nous savons des mécanismes fondamentaux du vieillissement et des théories qui gouvernent les processus biologiques en cause dans la longévité.

La théorie de l'usure

La théorie de l'usure causée par le temps est relativement facile à comprendre de façon intuitive, car on peut comparer le corps vieillissant à une automobile qui prend de l'âge. Il est clair que de nombreuses pièces du véhicule sont appelées à s'user, à se détériorer, à se briser et même à rouiller sous l'effet de l'oxygène sur les composantes structurelles métalliques. Cette théorie a été introduite en 1882 par le biologiste allemand Auguste Wiseman, et elle demeure aujourd'hui tout à fait crédible. Avec le passage du temps et les intempéries environnementales, nos cellules s'usent, se détériorent lentement jusqu'à un point de non-retour qui mène à la mort cellulaire.

La théorie de l'horloge endocrinienne

La théorie de l'horloge endocrinienne est basée sur le concept qu'il existe, au sein de nos cellules et de nos organes, des horloges biologiques contrôlées par des hormones circulant dans le sang qui régulent le processus du vieillissement normal. Parmi les candidats les plus plausibles, on note les hormones liées au stress et l'insuline, lesquelles sont en cause dans le métabolisme du sucre et donc responsables des différentes formes de diabète chez l'humain. De fait, des manipulations génétiques visant la production d'insuline chez des insectes ont permis d'augmenter significativement la longévité maximale de ces créatures plus ou moins complexes.

LA THÉORIE DU VIEILLISSEMENT PROGRAMMÉ

La théorie du vieillissement programmé suggère quant à elle que le vieillissement est le résultat de l'activation ou de l'inactivation d'un certain nombre de gènes coordonnés qui, au fil du temps, provoquent précisément dans les cellules l'activation du processus de sénescence. Qu'est-ce que la sénescence cellulaire ? C'est un concept très intrigant issu de l'observation de cellules humaines mises en culture en laboratoire. Ainsi, lorsque les chercheurs isolent des cellules embryonnaires, que ce soit de la peau, du rein ou du foie, et les laissent croître dans une solution riche en nutriments, ces cellules se répliquent (donnent naissance à des cellules filles) d'environ cinquante à soixante fois avant de s'immobiliser dans un état végétatif permanent. Cet état physiologique inerte s'appelle la sénescence programmée.

La théorie du vieillissement programmé suggère quant à elle que le vieillissement est le résultat de l'activation ou de l'inactivation d'un certain nombre de gènes coordonnés qui, au fil du temps, provoquent précisément dans les cellules l'activation du processus de sénescence.

Nous ignorons encore pourquoi ces cellules ne peuvent se diviser plus d'une soixantaine de fois. Une fois que le nombre maximal de cycles est atteint, elles tombent dans une stase permanente et cessent de proliférer jusqu'à leur mort.

Ce phénomène est parfaitement illustré par la formation des rides à la surface de la peau. Tant que les cellules de la peau parviennent à se diviser normalement et à remplacer les cellules endommagées par le temps et les assauts de l'environnement (le froid, les rayons du soleil, etc.), la peau reste tout à fait lisse. Avec les années apparaîtront des sillons plus ou moins profonds qui correspondent aux endroits où le processus de sénescence s'est installé. Dans ces sillons, les cellules de la peau qui ont été endommagées à répétition au cours de la vie refusent dorénavant de se multiplier, puisqu'elles ont atteint le nombre maximal de divisions cellulaires programmées. En revanche, les cellules environnantes qui se portent bien continuent d'être remplacées comme d'habitude : de là l'apparition d'une crevasse qui ira en s'amplifiant.

Bien sûr, le mauvais traitement infligé à notre peau par une exposition exagérée au soleil, au froid et à des produits plus ou moins nocifs de l'environnement accélère ce processus et multiplie les rides sur notre visage et notre peau.

Les tenants de la théorie du vieillissement programmé ont pu déterminer des mécanismes biologiques susceptibles d'expliquer, du moins en partie, le processus biochimique en cause dans le contrôle du nombre des divisions cellulaires. Ces découvertes ont mis au jour une enzyme particulière qui s'appelle la télomérase, dont la fonction principale est de couper l'extrémité de chacun de nos vingt-trois chromosomes au cours de la division cellulaire.

Ainsi, à chacun des cycles de réplication, les cellules filles voient les extrémités de leurs chromosomes tronquées légèrement, mais sans que cela affecte la survie de la cellule. C'est en quelque sorte un compte-tours qui, au fil des divisions cellulaires, mesure le temps. C'est de cette façon que les cellules comptent le nombre de cycles et s'assurent de ne pas dépasser les cinquante à soixante prévus dans la programmation génomique. Une fois l'attrition chromosomique maximale atteinte, les cellules cessent de se diviser et entrent en sénescence jusqu'au jour de leur mort.

LA THÉORIE DU STRESS OXYDATIF

La théorie du stress oxydatif fut introduite en 1954, mais développée quelques décennies plus tard dans sa forme définitive par le professeur Denham Harman [6]. Cette théorie suggère que l'utilisation de l'oxygène dans la respiration cellulaire génère des produits toxiques instables qu'on appelle les radicaux libres et qui sont susceptibles d'interagir avec les composantes cellulaires, ce qui les déstabilise. Leurs cibles préférées sont les membranes de la cellule, les graisses et les protéines, des éléments cruciaux à la fonction biologique. Bref, la respiration et la consommation d'oxygène par notre organisme (et nos cellules) sont directement responsables de l'accumulation de sous-produits toxiques dérivés de l'oxygène. On a même obtenu des résultats scientifiques suggérant que ces produits réactifs qu'on appelle les radicaux libres peuvent, dans certaines circonstances, atteindre le noyau de la cellule et compromettre l'intégrité de l'ADN et les différents gènes qui le constituent.

Heureusement, notre corps est composé de mécanismes de défense contre ces radicaux libres. Il peut réparer, dans une certaine mesure, les dommages produits par ces dérivés oxygénés toxiques. Nous savons toutefois que cette protection a tendance à s'atténuer avec l'âge et que le processus de réparation perd progressivement de son efficacité. Cela entraîne l'accumulation de produits oxydés néfastes et parfois même toxiques dans les différents compartiments cellulaires. Ces observations ont amené les scientifiques à formuler une sous-théorie du stress oxydatif qu'on appelle la théorie de l'ADN endommagé.

Ce concept pousse la théorie du stress oxydatif jusqu'à son extrême et avance que l'apparition des espèces toxiques oxydées a pour effet d'endommager systématiquement la structure moléculaire de l'ADN de nos cellules (figure 2). Serait aussi endommagée, possiblement, l'expression de toute une série de mécanismes de protection et de réparation qui fonctionnent normalement en réponse aux dommages cellulaires associés au vieillissement. Selon cette théorie, les gènes frappés par l'oxydation anormale sont soit défectueux, soit anormaux, compromettant ainsi le processus de réparation cellulaire.

Comme on le voit, il existe de nombreuses théories du vieillissement et, malheureusement, il n'y a aujourd'hui aucun consensus autour d'une théorie unificatrice au sein de la communauté des chercheurs spécialisés dans la recherche sur le vieillissement.

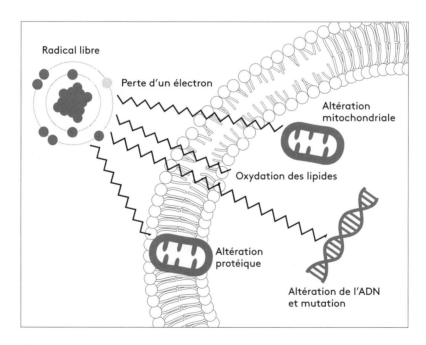

Figure 2. La théorie des radicaux libres du vieillissement humain.

Toutes ces théories ont leurs forces et leurs faiblesses. Certaines se chevauchent ou se complètent sans nécessairement expliquer tout à fait le processus normal du vieillissement cellulaire ou celui des organes.

CHAPITRE 3

LES MALADIES
DU VIEILLISSEMENT

On définit les maladies du vieillissement comme celles dont la prévalence et la fréquence augmentent en fonction de l'âge et de la sénescence. Parmi elles, on compte le cancer, les maladies cardiovasculaires, l'athérosclérose, les cataractes, le diabète, l'hypertension, la maladie d'Alzheimer, la maladie de Parkinson et l'arthrite. Pour certaines, telles que le cancer et la maladie d'Alzheimer, les maladies les plus craintes des Nord-Américains (figure 3), le nombre de nouveaux cas augmente non seulement avec l'âge, mais exponentiellement avec le temps. On estime que sur les 150 000 personnes qui meurent chaque jour sur la planète, environ 100 000 souffrent de l'une ou l'autre des maladies chroniques associées à l'âge. Cette proportion atteint presque 90 % dans le cas des pays industrialisés.

On estime que sur les 150 000 personnes qui meurent chaque jour sur la planète, environ 100 000 souffrent de l'une ou l'autre des maladies chroniques associées à l'âge.

La maladie d'Alzheimer

Description – Cette maladie neurodégénérative est caractérisée par une perte systématique et importante des cellules neuronales en jeu dans l'activité cérébrale, de même que dans les fonctions cognitives et la mémoire. Sa fréquence augmente presque exponentiellement après l'âge de 65 ans. On estime qu'une personne de 100 ans sur deux souffre de démence, et les deux tiers d'entre elles sont atteintes de la maladie d'Alzheimer.

Symptômes – Les symptômes commencent généralement avec une perte modeste de la mémoire, un peu de confusion et une détérioration progressive du jugement. Au fil des mois s'ensuit une perte de plus en plus importante des fonctions cognitives, l'émergence d'anomalies du comportement et finalement une détérioration des capacités physiques générales [10].

Traitements – Il n'y a actuellement aucune cure pour cette terrible maladie, bien qu'il existe des médicaments qui permettent d'atténuer les problèmes de mémoire de façon transitoire, pendant une période qui varie de quelques mois à quelques années. Plusieurs traitements expérimentaux de prévention sont à l'étude et les résultats devraient être obtenus avant la fin de la présente décennie.

L'arthrite

Description – L'arthrite fait référence à une variété de maladies inflammatoires des articulations qui incluent l'ostéoarthrite, l'arthrite rhumatismale et la goutte.

Symptômes – Douleurs, enflures des articulations et difficultés à se déplacer ou à mouvoir ses membres sont au nombre des principaux symptômes.

Traitements – Les médicaments antidouleur, les anti-inflammatoires, la chaleur, la physiothérapie et parfois la chirurgie sont les traitements de choix pour cette famille de maladies.

LE CANCER

Description – On décrit le cancer comme une maladie où des cellules au comportement anormal (souvent souffrant de mutations génétiques) se multiplient à outrance, causant des dommages parfois irréversibles aux organes et aux tissus sains qui les entourent. Ces cellules anormales peuvent attaquer n'importe quelle partie de notre organisme. En l'absence de traitement, la croissance de ces cellules cancéreuses devient rapidement hors de contrôle et la maladie est souvent fatale. De façon générale, le cancer associé au vieillissement s'attaque à la vessie, aux os, au cerveau, aux seins, au côlon, aux poumons, à la prostate, à la peau, à l'estomac, au sang, aux testicules et à l'utérus.

Symptômes – Généralement, il y a peu ou pas de symptômes dans les stades préliminaires de la maladie. Les signes avant-coureurs usuels incluent des bosses aux seins ou ailleurs, des difficultés à avaler, une douleur persistante, des indigestions répétées, des blessures qui ne semblent pas guérir, des saignements inusités ou inexpliqués, etc.

Traitements – Il existe de nombreux traitements qui varient en fonction des différents cancers et de leurs stades de développement. Parmi eux, on compte la chirurgie, la thérapie par radiation, la chimiothérapie ou la thérapie par anticorps ciblés.

LE DIABÈTE

Description – Le diabète, ou diabète sucré, est caractérisé par l'incapacité du corps à utiliser adéquatement le sucre. Cette situation est généralement causée par l'absence d'insuline (type 1) ou par l'incapacité du corps à utiliser adéquatement l'insuline (type 2). Le diabète de type 1 se manifeste tôt dans la vie, avant l'âge de 25 ans, alors que le diabète de type 2 apparaît généralement chez les gens âgés de plus de 40 ans.

Symptômes – Besoin d'uriner fréquemment accompagné d'une soif persistante. Dans le cas de la variante de type 1, les personnes atteintes développent un appétit marqué, mais souffrent d'une faiblesse généralisée.

Traitements – Chez les sujets qui vivent avec le diabète de type 1, l'administration quotidienne d'insuline demeure la thérapie de choix. Dans le cas du diabète de type 2, on tend à combiner la diète, les agents antidiabétiques oraux et l'exercice, ou ultimement l'insuline.

L'INFARCTUS

Description – La crise cardiaque se manifeste au moment où les muscles du cœur perdent en partie ou en totalité l'irrigation sanguine. C'est généralement la conséquence de l'artériosclérose coronarienne, qui consiste en une accumulation progressive de graisses oxydées, de cellules mortes et autres débris à l'intérieur des vaisseaux sanguins menant au cœur. Il s'ensuit une perte d'oxygénation des fibres musculaires cardiaques et la mort cellulaire. Avec les neurones du cerveau, les cellules cardiaques sont les seules cellules de notre corps

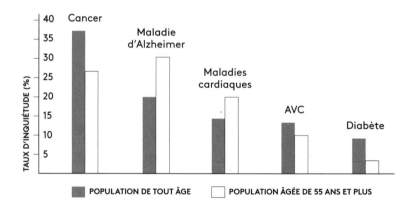

Figure 3. Les principales sources d'anxiété médicale chez les Nord-Américains.

qui ont perdu la capacité de se diviser en cellules filles très tôt dans notre enfance. Toutes les autres cellules de notre corps peuvent, jusqu'à un certain point, être remplacées à la suite d'un dommage quelconque. Il est donc très grave pour le cœur et le cerveau de subir des dommages sévères, puisque leurs capacités de régénérescence tissulaire sont inexistantes.

Symptômes – Pression sanguine augmentée, douleur à la poitrine, douleur qui se diffuse par les épaules, le cou et les bras. Il n'est pas rare d'observer des étourdissements, une nausée soudaine, une perte de conscience, des bouffées de chaleur et de la difficulté à respirer normalement.

Traitements – Dans tous les cas de crise cardiaque, l'hospitalisation de toute urgence est recommandée, et le choix des différentes approches de traitement dépendra de la nature et de la sévérité des anomalies cardiaques. Les traitements varient de l'administration d'agents pharmacologiques à la microchirurgie vasculaire, et peuvent aller jusqu'à la chirurgie exhaustive à cœur ouvert.

Les maladies cardiovasculaires

Description – Les maladies cardiovasculaires constituent un ensemble varié et complexe d'anomalies associées au système cardiovasculaire telles que la péricardite (inflammation du péricarde), les myocardites (inflammations du muscle du cœur), la cardiomyopathie (dégénération du muscle cardiaque), l'athérosclérose (dépôts de gras et de cholestérol à l'intérieur des artères) et l'hypertension (pression sanguine élevée).

Symptômes – Les symptômes des différentes maladies cardiovasculaires sont très variables et souvent modulés par le sexe de la personne.

Traitements – Selon la nature de la maladie, la chirurgie, la diète ou les médicaments spécialisés seront utilisés pour traiter les symptômes du patient.

LA MALADIE DE PARKINSON

Description – La maladie de Parkinson est causée par des désordres du système nerveux central qui affectent le contrôle des mouvements fins des muscles et des membres.

Symptômes – Les symptômes caractéristiques sont des tremblements, des mouvements lents et parfois saccadés, de la difficulté à parler, et surtout une détérioration progressive de la capacité de marcher. Il existe une forme familiale de la maladie dite à prédominance de tremblements et une autre où la rigidité musculaire interfère sensiblement avec les activités de la vie quotidienne.

Traitements – Les traitements de la maladie de Parkinson sont essentiellement d'ordre médicamenteux et visent à atténuer l'ensemble des symptômes, qu'il s'agisse des tremblements ou de la rigidité musculaire. Ces dernières années, on a mis au point un traitement chirurgical qui consiste à insérer une électrode dans le cerveau, là où le déficit neurochimique est le plus sévère, de façon à stimuler électriquement les neurones fautifs.

LES ACCIDENTS VASCULAIRES CÉRÉBRAUX OU AVC

Description – Un AVC se produit lorsqu'un vaisseau sanguin qui mène au cerveau, ou qui s'y trouve, se bloque ou rupture à l'intérieur du système nerveux central. Il s'ensuit alors une réduction du flot sanguin dans cette région du cerveau et, indirectement, une diminution marquée de l'oxygène disponible pour les cellules environnantes. Il y aura par conséquent une perte notable des cellules neuronales responsables de l'activité cérébrale.

Symptômes – Engourdissement, faiblesse généralisée, confusion, détérioration des fonctions cognitives ou de la parole, maux de tête sévères, étourdissements ou problèmes de vision.

Traitements – La réadaptation est possible, mais son efficacité dépendra grandement de l'âge du patient et de l'étendue des dommages causés aux cellules cérébrales. Le cerveau est incapable de remplacer les neurones endommagés par la privation d'oxygène, mais il est toutefois en mesure de reconstruire des connexions et des branchements électriques de façon à compenser fonctionnellement la perte des neurones morts; on appelle ce phénomène la compensation plastique neuronale.

CHAPITRE 4

LA MALADIE D'ALZHEIMER, L'ÉPIDÉMIE DU XXIe SIÈCLE

Pendant de nombreuses années, la profession médicale a systématiquement associé la perte progressive de la mémoire avec le vieillissement normal. D'où la surprenante statistique indiquant qu'un pourcentage important, plus de 50 %, des personnes atteintes de la maladie d'Alzheimer en phase légère ne sont pas diagnostiquées, ou encore diagnostiquées mais non traitées. Il faut comprendre que la grande famille des démences, dont la maladie d'Alzheimer fait partie, n'intéressait que peu ou pas les médecins, car ses principaux symptômes étaient considérés comme des conséquences normales du vieillissement. Il n'était pas rare autrefois d'entendre dire que grand-papa « souffrait de sénilité » ou que grand-maman « était retournée en enfance ». En réalité, il s'agissait de la maladie d'Alzheimer.

Les médecins de famille n'y voyaient pas nécessairement une maladie au sens propre, avec une progression clinique prévisible et des symptômes clairs et quantifiables, mais plutôt une perte de fonctions normale associée à l'âge. Souvent, les symptômes initiaux de la maladie n'ont que très peu d'effets sur les activités de la vie quotidienne d'une personne. À un point tel qu'il est plutôt rare de voir un patient en phase légère se présenter seul chez le médecin pour discuter de ses symptômes. C'est généralement un proche (la conjointe ou le conjoint, ou un parent) qui convaincra la personne de la nécessité de voir le médecin pour évaluer la situation. Dans l'esprit du patient, tout va pour le mieux et rien ne justifie une visite chez le médecin.

La progression relative des principaux symptômes d'une personne atteinte de la maladie d'Alzheimer s'étend en moyenne sur huit à douze ans. La maladie commence par une phase dite silencieuse, où les dommages au cerveau progressent très lentement, pendant une ou deux décennies, sans qu'il y ait de symptôme apparent. Avec l'apparition des premiers symptômes (tels que la diminution de la mémoire récente ou le fait de chercher ses mots) survient le diagnostic préliminaire de la maladie. Il n'est pas rare à ce stade que le patient ou la famille tarde à voir le médecin, pensant que la perte de mémoire est tout à fait normale chez les gens d'un certain âge.

On note que ce sont surtout les troubles de la mémoire qui dominent en début de maladie et qui progressent au cours des premières années. Il s'ensuit une perte graduelle de l'autonomie fonctionnelle, c'est-à-dire la capacité de gérer ses finances, de conduire sa voiture, de préparer ses repas et, ensuite, de prendre soin de sa personne et de ses besoins primaires. Plus tard apparaissent assez fréquemment des troubles du comportement qui se manifestent différemment d'une personne à l'autre et d'un sexe à l'autre. On parle de colères spontanées, d'agressivité ou, à l'inverse, d'apathie et de manque d'intérêt. Finalement, des problèmes moteurs émergent chez une proportion importante de personnes atteintes, les privant en partie de leur autonomie physique.

Comme on le voit, la maladie d'Alzheimer est beaucoup plus qu'une simple maladie de la mémoire. Elle évolue lentement et irrémédiablement chez les personnes de 65 ans et plus. Elle atteint différentes parties du cerveau où siègent la mémoire, l'apprentissage, le jugement et même le mouvement.

La vague anticipée de la maladie chez les enfants nés après la Seconde Guerre mondiale – les baby-boomers – vient tout juste de commencer, les premiers ayant eu 65 ans en 2011 ; âge où la prévalence de la maladie d'Alzheimer se met à grimper de façon presque explosive à toutes les tranches de cinq ans. Les données démographiques récentes présentées dans le *World Alzheimer Report* de 2015 font état d'un nouveau cas de démence toutes les trois secondes (la maladie d'Alzheimer étant la principale forme de démence). L'ensemble des pays du monde consacrera en 2018 plus de 1 000 milliards de dollars américains (1 trillion !) en soins directs et indirects. Si cette somme représentait le produit intérieur brut d'un pays, celui-ci serait la dix-huitième économie mondiale.

Les estimations démographiques récentes indiquent que l'Asie, avec ses 23 millions de cas, dépasse largement l'Europe (11 millions) et les Amériques (10 millions), alors que l'Afrique est loin derrière avec ses 4 millions de cas. Ces chiffres doubleront tous les vingt ans pour atteindre 132 millions de personnes vivant avec une démence en 2050.

Cette situation risque de compromettre sérieusement l'ensemble des économies de la planète et leurs programmes de santé publique si la recherche médicale n'arrive pas à trouver une solution permanente au problème posé par cette immense épée de Damoclès.

Sur une note plus positive, je dois dire, à titre de chercheur de carrière dans l'étiologie de la maladie d'Alzheimer, que nous comprenons beaucoup mieux la maladie qu'il y a cinq ou dix ans. Nous sommes passés du stade de la détection incertaine de la maladie à l'élaboration de nouvelles stratégies de prévention très sophistiquées et à l'identification de marqueurs biologiques cérébraux qui permettent maintenant de suivre la progression de la maladie même dans sa phase silencieuse, avant l'arrivée des premiers symptômes. C'est cette nouvelle compréhension des causes et des traitements que je tiens à partager avec vous.

Cent ans de recherche médicale

Depuis la découverte originale de la maladie par le professeur Alois Alzheimer, en 1906, la recherche médicale a progressé de façon spectaculaire, particulièrement depuis une vingtaine d'années environ. L'analyse systématique de la pathologie du cerveau de la patiente zéro, Auguste Deter, qu'Alzheimer avait suivie sur une période de plusieurs années, lui avait permis de découvrir à l'époque un certain nombre d'anomalies structurelles qui sont encore considérées aujourd'hui comme des marqueurs classiques des changements biologiques cérébraux associés à la maladie d'Alzheimer.

Ainsi, le professeur Alzheimer avait décrit avec beaucoup de précision les trois principaux marqueurs biologiques de la maladie : les plaques séniles, les enchevêtrements neurofibrillaires et la perte massive de neurones cérébraux. Encore aujourd'hui, c'est la présence de ces trois marqueurs qui permet d'établir un diagnostic définitif de maladie d'Alzheimer, au moment de l'autopsie.

Ces premières observations avaient à l'époque été accueillies avec beaucoup de scepticisme par les pairs du professeur Alzheimer. Nous savons aujourd'hui que ces changements cérébraux ne mènent pas toujours à une démence, puisqu'on peut parfois retrouver ces anomalies dans des cerveaux de sujets vieillissants normaux. À l'inverse, nous avons pu identifier plusieurs malades qui avaient des symptômes compatibles avec la maladie d'Alzheimer, mais sans formation de dépôts anormaux dans le cerveau. On peut aussi retrouver ces changements pathologiques avec d'autres anomalies dans certaines formes différentes, mais plutôt rares, de démences. Au cours des cent années qui ont suivi la découverte du professeur Alzheimer, de nombreuses pistes de recherche ont été examinées pour tenter de déterminer les causes probables de cette maladie. Parmi les facteurs qui attirent le plus l'attention des chercheurs, il y a évidemment l'âge des sujets, qui est devenu le principal facteur prédisposant à cette maladie. On voit très rarement des gens âgés de moins de 30 ans atteints de la maladie d'Alzheimer ou de démence.

On a aussi découvert qu'il y a, dans la grande famille des patients atteints de la maladie d'Alzheimer, un sous-groupe dont l'origine et la transmission familiale de la maladie sont extrêmement prononcées. C'est ainsi qu'aujourd'hui on estime que de 2 à 5 % de la proportion de patients Alzheimer sont atteints de la forme dite familiale et dominante, alors que de 95 à 98 % des patients sont qualifiés de cas de maladie d'Alzheimer sporadique, ou la forme commune de la maladie.

Ces observations préliminaires ont incité les scientifiques du milieu du siècle dernier à formuler l'hypothèse qu'un nombre important des patients atteints de la maladie d'Alzheimer ont probablement été victimes d'un facteur d'origine environnementale tel qu'un virus, une neurotoxine, une infection bactérienne ou même un dysfonctionnement d'origine alimentaire ou environnemental. Comme nous le verrons plus loin, les chercheurs de par le monde ont effectivement obtenu des résultats qui soutiennent une contribution mineure de chacun de ces facteurs de risque dans une forme de démence ou l'autre, mais ce n'est pas le cas dans la maladie d'Alzheimer à proprement parler.

LES FACTEURS ENVIRONNEMENTAUX SONT-ILS À BLÂMER ?

C'est dans ce contexte précis que la communauté scientifique a concentré ses efforts, dans la première moitié du XXᵉ siècle, sur les facteurs de risque d'origine environnementale. On a identifié, dans les années 1950, dans la petite localité de Papua, en Nouvelle-Guinée, une population de personnes qui semblaient développer de façon spontanée une démence environnementale qui s'apparentait à un mélange des maladies de Parkinson et d'Alzheimer. Cette maladie, qu'on appela plus tard le kuru, était localisée dans la petite tribu des Fores. Elle semblait se transmettre d'une personne à l'autre par l'endo-cannibalisme, une pratique bannie depuis et qui consistait à manger certains organes du défunt en guise de respect ultime. On a depuis découvert que le kuru appartient à la famille des démences virales dérivée de la maladie de Creutzfeldt-Jakob, dont la plus connue dans nos sociétés occidentales est la maladie de la vache folle.

Nous savons aujourd'hui que le kuru, comme la maladie de la vache folle, se transmet par l'intermédiaire d'un virus tout à fait unique au monde qu'on appelle le prion. C'est une maladie fortement contagieuse qu'on ne peut pas traiter et qui, heureusement, a presque complètement disparu de la planète. Ces observations ont amené les scientifiques du monde entier à examiner presque toutes les formes connues de virus dans le sang et le cerveau de personnes atteintes de la maladie d'Alzheimer, sans qu'aucun lien causatif émerge de ces travaux. Aujourd'hui, le consensus scientifique international veut que la maladie d'Alzheimer ne soit pas d'origine virale, même si certains symptômes s'apparentent au kuru ou à la maladie de Creutzfeldt-Jakob.

Une fois l'hypothèse virale mise de côté, on a vu apparaître les premières études épidémiologiques suggérant que certains métaux, tels le fer, le cuivre, le manganèse et même l'aluminium, pourraient jouer un rôle dans l'initiation de la maladie d'Alzheimer. Pendant plus de quarante ans, des résultats scientifiques ont émergé d'un peu partout dans le monde et suggéré timidement l'existence probable d'un lien entre la maladie d'Alzheimer et le fer et l'aluminium en tant que facteurs de risque. Malheureusement, pour chaque étude suggérant un lien, autant de résultats contradictoires ont été obtenus par diverses équipes de recherche, laissant penser que ces métaux lourds n'avaient que peu ou pas de rôle à jouer dans l'initiation de la maladie.

Ce n'est que vers le milieu des années 1990, par le biais de plusieurs conférences scientifiques internationales, que les chercheurs en sont venus à un consensus. Les données scientifiques disponibles sur les effets des métaux lourds, et de l'aluminium en particulier, ne permettaient aucunement de conclure à un rôle pathologique pour ces substances dans la maladie d'Alzheimer, que ce soit au stade de l'initiation ou à celui de la progression de la maladie. Encore aujourd'hui, on voit occasionnellement dans les médias des articles sensationnalistes qui suggèrent un lien probable entre les métaux lourds et la maladie d'Alzheimer, alors qu'aucune preuve scientifique n'est présentée. Dans la littérature scientifique rigoureuse, cette théorie est bel et bien morte et enterrée.

C'est pourquoi il n'est pas nécessaire de se départir de ses casseroles d'aluminium ou encore de se priver d'aliments emballés dans des boîtes de conserve en aluminium, de consommer du lait de soya et ses dérivés (très riches en sels d'aluminium), ou encore de cesser d'utiliser des antisudorifiques (qui ont comme principal ingrédient des sels d'aluminium communs).

Toujours dans le contexte de la recherche d'un agent environnemental pouvant être à l'origine de la maladie d'Alzheimer, nous devons mentionner une explosion des cas de démences sévères signalés dans l'est du Canada au milieu des années 1980. À la surprise générale, on a vu surgir dans les provinces de la côte atlantique une petite épidémie de cas de déficits cognitifs très graves avec des pertes de mémoire progressives. Les patients avaient ceci en commun : ils avaient tous consommé dans les heures et les jours précédant l'apparition des symptômes des moules fraîchement pêchées dans une région avoisinante de la côte. En enquêtant, on a découvert que les moules provenaient d'une seule et même région de pêche où l'on avait observé une prolifération anormale d'une souche d'algue microscopique, la diatomée, qui avait contaminé les moules consommées. Pendant la digestion, l'algue libère une neurotoxine extrêmement pernicieuse qui peut passer de l'estomac au cerveau en quelques heures. La toxine en question se loge dans la région du cerveau appelée hippocampe, dont la fonction principale est de coordonner l'encodage et le décodage des souvenirs chez l'humain. Cette neurotoxine, au fil du temps, endommage très sérieusement les neurones responsables de la mémoire et de l'apprentissage, et provoque des symptômes qui s'apparentent à la maladie d'Alzheimer.

Après de nombreuses années de recherche sur ces toxines environnementales, les chercheurs ont conclu que la maladie d'Alzheimer commune n'est pas causée par ce genre de neuro-toxines. Bien qu'on n'ait pas complètement écarté le rôle de l'environnement comme agent déclencheur, les données les plus récentes laissent nettement penser qu'il s'agit plutôt d'une combinaison gène-environnement qui serait à l'œuvre dans cette terrible maladie. Voici pourquoi.

ET LES FACTEURS GÉNÉTIQUES DANS TOUT ÇA ?

Ces résultats nous amènent à considérer le rôle possible que pourrait jouer l'histoire familiale dans l'initiation de la forme commune ou sporadique de la maladie d'Alzheimer. Nous avons mentionné qu'il existe un sous-groupe purement géné-tique de la maladie qui représente environ de 2 à 5 % de tous les cas d'Alzheimer répertoriés. Dans les familles tou-chées, la maladie se transmet de génération en génération de façon « dominante », c'est-à-dire qu'un enfant sur deux sera affecté par la maladie à chacune des générations. C'est dans les années 1960 qu'on a réalisé qu'il y a non seulement des formes purement familiales de la maladie d'Alzheimer, mais qu'il semble exister une prédisposition génétique qui, elle aussi, se transmettrait chez les descendants. En fait, il n'y a pas si longtemps que les chercheurs ont émis l'hypothèse que ce soit le risque de développer la maladie (et non la maladie elle-même) qui se transmette au fil des générations, pour la forme commune. Selon ce modèle prédisposant à la maladie, ce serait la combinaison d'un facteur de risque génétique qui se transmettrait dans la famille et de certains facteurs envi-ronnementaux déclencheurs. Ensemble, ils pourraient activer le processus pathologique qui mène plus tard à l'apparition de la maladie d'Alzheimer. On appelle cette hypothèse étiologique de la maladie d'Alzheimer l'hypothèse écogénétique. C'est en étudiant des groupes de jumeaux que les chercheurs sont parvenus à doser précisément l'importance que pourrait jouer la génétique dans l'initiation de la maladie d'Alzheimer de type commun.

Jusqu'au début des années 1990, on estimait que la contribution génétique à la maladie d'Alzheimer se situait quelque part entre 25 et 80 % du risque encouru. Or, dans les années 2000, une série d'études de très grande envergure auxquelles ont participé des milliers de jumeaux a mené à une meilleure évaluation du taux de risque génétique, qui est passé de 70 à 80 % environ. Bien que nous parlions de la forme commune, et non familiale, de la maladie d'Alzheimer, il est clair que la génétique y joue un rôle prépondérant. C'est l'interaction de ces facteurs génétiques prédisposants et d'un environnement à risque qui permettra d'ici quelques années de mieux cerner les causes précises des différentes formes de la maladie d'Alzheimer. La communauté scientifique discute de plus en plus de « diverses formes » de la maladie d'Alzheimer sporadique plutôt que d'une seule forme.

Pour mieux comprendre la contribution globale de la génétique et de l'environnement dans l'initiation de la maladie d'Alzheimer, examinons le rôle de chacun de ces deux facteurs de risque dans l'initiation et la propagation de la maladie dans ses différentes phases, selon la progression des déficits cognitifs observés.

Comme nous l'avons vu, la maladie d'Alzheimer se divise en deux entités majeures bien distinctes : la forme purement familiale, qui se transmet de génération en génération en affectant la moitié des enfants, et la forme commune, qui frappe un peu au hasard dans l'ensemble de la population.

Ainsi, les personnes atteintes de la forme familiale pure dominante transmettent le facteur causatif de la maladie à la moitié de la fratrie d'une génération donnée, sans qu'il y ait possibilité de la prévenir ou de la stopper. Ces formes génétiques familiales sont généralement plus invasives et associées à une progression très rapide des symptômes ; elles touchent les patients alors qu'ils sont encore relativement jeunes, c'est-à-dire qu'elle apparaît à un âge qui se situe généralement entre 30 et 55 ans. Il existe aussi une forme familiale transmissible dont l'apparition se situe après l'âge de 65 ans. Un peu plus fréquente dans la population, cette forme demeure quand même relativement rare, avec à peine plus de 3 ou 4 % des cas d'Alzheimer en Occident. Cependant, contrairement au cas de la forme familiale jeune, les scientifiques n'ont pas encore déterminé de causes formelles ou de gènes expliquant ce sous-groupe de patients. On a toutefois identifié un certain nombre de facteurs de risque génétiques semblables aux facteurs de risque normalement associés aux maladies cardiovasculaires. Nous examinerons un peu plus en détail ces facteurs vasculaires dans le contexte de la forme commune de la maladie d'Alzheimer.

Dans le cas de la forme familiale jeune, ou forme précoce familiale, plusieurs groupes de chercheurs, dont certains basés au Canada et en France, ont identifié au cours des vingt dernières années trois gènes défectueux situés sur les chromosomes 1, 14 et 21. Un patient né avec l'une de ces anomalies génétiques (une perte ou un gain de matériel génétique) ne pourra échapper à cette bombe à retardement, car il s'agit bien de gènes causatifs de la maladie et pas simplement de facteurs qui en augmentent le risque. La découverte de ces causes génétiques de la maladie d'Alzheimer a permis de mieux comprendre le processus biologique et pathologique en jeu dans le développement de la maladie dans sa forme extrême et jeune. En revanche, il faut bien comprendre que ces travaux de recherche fondamentale ne s'appliquent qu'au groupe limité des patients atteints de la forme la plus sévère et invasive. La forme commune évolue de façon différente, comparativement à cette forme invasive et familiale.

On peut donc parler de deux maladies d'Alzheimer distinctes, qui ont une biologie semblable, mais aussi plusieurs différences notables. Cela dit, la façon dont le cerveau gère la perte des cellules neuronales associées à la mémoire et à l'apprentissage et qu'il y réagit reste assez similaire dans les deux formes. Ce constat permet de concevoir de nouvelles approches thérapeutiques et de nouveaux médicaments qu'il aurait été impossible de mettre au point sans les découvertes faites chez les patients atteints de la forme invasive familiale de la maladie. L'étude de la biologie des formes familiales de la maladie nous a appris que les « plaques séniles » décrites par le professeur Alzheimer étaient en fait des résidus agglomérés d'une molécule qu'on appelle aujourd'hui le précurseur de la protéine amyloïde, l'une des protéines directement concernées dans la forme familiale jeune et invasive. Cette protéine, qui par un processus assez complexe se voit morcelée au fil des ans, acquiert progressivement des propriétés toxiques pour le cerveau vieillissant. Les fragments de protéine amyloïde se polymérisent lentement, un peu à la manière du polyuréthane dans le plastique, et s'accumulent pendant des années et même des décennies dans le cerveau Alzheimer. La formation de ces amas précède généralement l'apparition des premiers symptômes de la maladie. Ces observations laissent à penser que le cerveau exposé à ces résidus toxiques a choisi de les amalgamer sous la forme de grosses masses compactes plus ou moins sphériques, les fameuses plaques séniles.

Récemment, les chercheurs ont découvert que ce n'est pas tant la polymérisation de cette protéine toxique qui poserait problème. C'est plutôt que la production exagérée des fragments toxiques de l'amyloïde serait responsable de la mort des cellules cérébrales liées aux anomalies génétiques découvertes dans les trois gènes familiaux évoqués plus haut, c'est-à-dire le gène du précurseur de la protéine amyloïde, celui de la préséniline 1 et celui de la préséniline 2.

Toutefois, le mécanisme précis par lequel la protéine amyloïde intoxiquerait les cellules du cerveau demeure plutôt vague. On a longtemps pensé que c'étaient les grosses sphères d'amyloïde qui étaient à la base de cette toxicité. Or les données récentes laissent à penser que la fabrication des plaques amyloïdes par le cerveau représente en fait un moyen d'autodéfense. En réalité, le cerveau cherche plutôt à isoler et à immobiliser les dépôts d'amyloïde pour les mettre hors circuit.

Cette nouvelle façon de voir la pathophysiologie de la maladie remet donc en question l'idée que la formation des plaques soit la cause principale de la maladie ; elle serait plutôt un moyen de défense efficace visant à neutraliser leur potentiel toxique.

Aujourd'hui, de nombreuses équipes dans le monde tentent de déterminer si la protéine amyloïde ou certains de ses fragments ne seraient pas en fait directement responsables de la mort cellulaire. Cette protéine compose les sphères amyloïdes qui peuplent le cerveau des patients atteints de la maladie d'Alzheimer, mais aussi celui de gens âgés qui n'ont pas d'atteinte sérieuse de la mémoire.

Dans son rapport original, le professeur Alzheimer avait spéculé au sujet du rôle possible des enchevêtrements neurofibrillaires (EN), l'un des trois marqueurs biologiques classiques. Les EN sont très présents et distribués un peu partout dans le cerveau des patients atteints de la maladie d'Alzheimer.

Des études génétiques effectuées en Europe et en Amérique ont permis d'identifier sans l'ombre d'un doute un certain nombre d'anomalies génétiques dans le gène de la protéine Tau qui, comme l'amyloïde, a tendance à se polymériser pour former de longs rubans à l'intérieur des neurones cérébraux. Ce sont ces longs rubans de protéines Tau polymérisées et toxiques qui donnent naissance à ces enchevêtrements neurofibrillaires.

Toutefois, il est à noter que ces formes familiales de la maladie caractérisées par des anomalies génétiques dans le gène de la protéine Tau génèrent un type de démences qu'on appelle frontotemporales, par opposition à la forme commune de la maladie d'Alzheimer. Ce sont en réalité deux maladies bien distinctes, bien qu'il y ait un certain chevauchement des symptômes, entre autres sur le plan de la perte de mémoire et de la détérioration progressive du jugement. Comme c'est le cas pour les formes jeunes de la maladie d'Alzheimer familiale, la forme génétique de la démence frontotemporale est plutôt rare en Occident.

> Cette nouvelle façon de voir la pathophysiologie de la maladie remet donc en question l'idée que la formation des plaques soit la cause principale de la maladie ; elle serait plutôt un moyen de défense efficace visant à neutraliser leur potentiel toxique.

Cela nous amène à examiner le groupe principal des sujets atteints de la maladie d'Alzheimer, soit la forme commune ou sporadique, qui représente plus de 95 % de tous les cas rapportés dans le monde. Jusqu'à ce jour, les scientifiques ont été incapables d'identifier un gène causatif responsable de la forme commune de la maladie. En revanche, plusieurs équipes de recherche, dont la nôtre, ont identifié des centaines de gènes différents qui sont porteurs de variations génétiques que l'on trouve communément dans les populations nord-américaine et européenne. C'est la présence de ces anomalies génétiques qui augmente significativement le risque de développer la maladie d'Alzheimer. Certaines personnes sont porteuses d'un seul facteur de risque, alors que d'autres sont porteuses d'une combinaison multiple de variantes génétiques.

Examinons les quatre principaux gènes qui ont été identifiés et associés à la forme commune de la maladie d'Alzheimer. Ces variantes génétiques sont perçues aujourd'hui comme les principaux joueurs dans la détermination du taux de risque génétique de la maladie.

Le premier, et sans doute le plus important à avoir été découvert, est le facteur de risque appelé apolipoprotéine E de type E4. Ce gène a initialement été découvert en 1993 par une équipe de chercheurs de la Caroline du Nord chez des patients atteints de la forme familiale de la maladie. Parallèlement, il a été identifié par notre équipe de recherche à Montréal comme le principal facteur de risque génétique dans la forme commune de la maladie d'Alzheimer. Cette découverte s'est avérée cruciale, bien qu'elle ait été accueillie avec un certain scepticisme par la communauté scientifique de l'époque.

Au moment de la publication du rapport, il était bien connu que l'apolipoprotéine E4 (apoE4) avait un rôle important à jouer dans le système cardiovasculaire, quant au transport et à la distribution du cholestérol sanguin. Plusieurs chercheurs imaginaient mal alors comment un transporteur de cholestérol sanguin pouvait jouer un rôle si prédominant dans une maladie qui semblait restreinte presque exclusivement au cerveau. La situation est devenue claire quelques mois plus tard, et le fait que le cerveau soit l'organe le plus riche du corps en cholestérol a finalement pris tout son sens. Dans les années qui ont suivi, notre équipe a découvert que le nombre de copies du gène défectueux apoE4 dont une personne hérite de ses parents à la naissance a une incidence immédiate sur l'âge auquel la maladie d'Alzheimer se manifestera et sur la vitesse de sa progression. C'est ainsi que l'équipe montréalaise a pu déterminer avec précision que les personnes porteuses de deux copies de l'apoE4 (une copie provenant de chacun des deux parents) voient leur risque de développer la maladie d'Alzheimer excéder 90 %. Par ailleurs, contrairement aux personnes qui développent la maladie d'Alzheimer en l'absence du gène apoE4, les gens qui sont nés avec deux copies de ce gène développent généralement la maladie entre 62 et 68 ans. Au cours des dernières années, les chercheurs ont en effet découvert que les gens âgés qui montrent des déficits cognitifs légers et qui sont malheureusement porteurs de deux copies de l'apoE4 voient leur déficit cognitif progresser à un rythme extrêmement rapide, forçant l'apparition de la maladie d'Alzheimer dans la soixantaine plutôt que vers l'âge moyen usuel de 75 ans.

En d'autres termes, bien que le gène de l'apolipoprotéine E4 ne soit pas une cause formelle de la maladie d'Alzheimer, il a une incidence extrêmement importante sur l'âge auquel la maladie se manifeste, sur la vitesse de sa progression et, malheureusement, sur l'apparition précoce des symptômes.

D'un point de vue biologique, les scientifiques ont aussi découvert que la nature même de l'apolipoprotéine E héritée de nos parents conditionne la vitesse à laquelle notre cerveau accumulera les plaques séniles si caractéristiques de la pathologie décrite à l'origine par le professeur Alzheimer.

D'autres gènes ont gagné en importance dans les recherches des dernières années. En 2009, la présence du partenaire biologique de l'apolipoprotéine E (apoE), l'apolipoprotéine J (apoJ), est devenue officiellement l'un des facteurs de risque de la maladie d'Alzheimer commune. Cette découverte majeure, effectuée par un groupe de chercheurs sous la direction du professeur Philippe Amouyel, à l'Institut Pasteur de Lille, en France, a permis d'identifier un deuxième joueur tout aussi important qui, lui, fait partie intégrante de notre système immunitaire. Ce gène, appelé récepteur du complément de type 1 (CR1), permet à notre cerveau de mieux contrôler les dommages collatéraux causés par l'activation exagérée de notre système immunitaire en réponse à un dommage occasionné à nos cellules cérébrales durant le processus normal de vieillissement ou à la suite des dégâts attribuables à une maladie neurodégénérative ou à un accident vasculaire cérébral.

Nous avons mentionné qu'il existe plusieurs centaines de gènes porteurs de variations génétiques qui ont été associés de très près ou de loin aux risques de développer la maladie d'Alzheimer. Mais contrairement à l'apoE, à l'apoJ et au récepteur du complément de type 1, ces gènes défectueux n'ont toujours pas été répliqués de façon convaincante chez toutes les populations humaines qui ont été étudiées dans le monde pour être associés avec la forme commune de la maladie. Cela laisse à penser qu'un nombre très important de facteurs de risque génétiques sont à l'œuvre un peu partout dans les différentes populations. Certains obéissent à une combinaison particulière de gènes qui est peut-être unique à divers groupes ethniques ou communautés, alors que d'autres combinaisons de gènes sont possiblement à l'œuvre dans d'autres communautés.

Aujourd'hui, dans les plus grands laboratoires de génétique du monde, on tente de combiner les échantillons génétiques de plusieurs communautés. Simultanément, les données des observations cliniques annuelles ont été recueillies un peu partout au cours des dix dernières années. L'objectif ultime est d'accumuler des dizaines de milliers d'échantillons de façon à optimiser ce qui pourrait devenir le premier test génétique qui permettrait de déterminer, avec une précision jamais égalée, le taux de risque qu'une personne a, à la naissance, de développer la maladie d'Alzheimer un jour. Au moment où j'écris ces lignes, les chercheurs sont occupés à analyser les données obtenues du séquençage génétique du génome complet de plusieurs milliers de personnes atteintes ou non de la maladie d'Alzheimer, soit une banque de données de plus de 4 milliards de nucléotides pour chacun des êtres humains participant à l'étude. Cette approche ambitieuse de génétique à haut débit devrait révéler la nature exacte de toutes les variantes génétiques existant dans le génome humain qui sont susceptibles d'affecter le taux de risque, l'âge auquel la maladie se manifestera, la vitesse de sa progression et la qualité de la réponse thérapeutique à un médicament donné, et cela, d'ici la fin de la présente décennie.

LES AUTRES FACTEURS USUELS DE RISQUE ET DE PROTECTION

Depuis plusieurs décennies, les chercheurs ont utilisé avec succès les outils de l'épidémiologie pour déterminer les facteurs environnementaux ou intrinsèques propres à une population donnée susceptibles d'augmenter ou de diminuer le risque de voir apparaître la maladie d'Alzheimer. À ce jour, le plus important de ces facteurs de risque dans toutes les populations du monde est sans conteste l'âge. Vient ensuite ce qu'on appelle de manière générale l'histoire familiale.

Par exemple, on sait depuis plus de trente ans qu'une personne qui a dans sa famille proche un parent ou un grand-parent ayant souffert de la maladie d'Alzheimer voit automatiquement doubler son risque de développer la maladie. La raison en est fort simple ; comme nous l'avons vu, des gènes défectueux sont directement responsables des formes familiales pures, alors que des facteurs de risque génétiques sont quant à eux directement responsables de l'importante augmentation du taux de risque d'avoir la forme commune de la maladie d'Alzheimer.

Dans la grande famille des facteurs de risque de la maladie d'Alzheimer, outre la génétique, on compte aussi :
– un antécédent familial de syndrome de Down ;
– un antécédent personnel d'hypertension non traitée dans la quarantaine ou la cinquantaine ;

– un antécédent personnel de cholestérol sanguin élevé dans la quarantaine ou la cinquantaine ;
– une histoire personnelle de diabète de type 2 ou de syndrome métabolique ;
– une éducation inférieure à douze années de scolarité ;
– un antécédent de traumatismes crâniens avec perte de conscience.

Plusieurs de ces facteurs de risque Alzheimer sont aussi fortement associés au risque de développer une maladie cardiovasculaire. Dans la plupart des cas, toutefois, il semble que l'utilisation de médicaments ou de diètes particulières permette de réduire les risques associés tant aux maladies cardiaques qu'à la maladie d'Alzheimer. De l'avis de plusieurs scientifiques, la nature même de ces facteurs de risque cardiovasculaires et Alzheimer expliquerait en bonne partie le déséquilibre qui se produit sur le plan de la prévalence de la maladie d'Alzheimer chez les hommes et les femmes.

Les deux tiers des cas d'Alzheimer sont en effet des femmes, alors que les deux tiers des personnes atteintes de maladies cardiovasculaires sont des hommes. Les recherches récentes laissent à penser que, bien que plusieurs des facteurs de risque soient associés aux deux maladies, c'est le système cardiovasculaire qui est principalement affecté chez les hommes dans la quarantaine et la cinquantaine, alors que les femmes franchissent plus facilement cette période de risques cardiovasculaires grâce, entre autres, à la présence de l'œstrogène. Il s'ensuit

> **Les deux tiers des cas d'Alzheimer sont en effet des femmes, alors que les deux tiers des personnes atteintes de maladies cardiovasculaires sont des hommes.**

toutefois qu'une deuxième maladie sensible aux mêmes facteurs de risque attend les femmes de 65 à 75 ans, alors que l'œstrogène a disparu depuis un certain temps en raison de la ménopause. Les hommes sont moins nombreux à être touchés à cette période de la vie pour la simple raison qu'une proportion importante des hommes porteurs de ces facteurs de risque sont déjà décédés de maladies cardiovasculaires dans les décennies précédentes.

La bonne nouvelle est qu'avec des outils de traitement couramment utilisés contre les maladies cardiaques on peut contrôler de façon proactive les facteurs de risque pour ces deux maladies et réduire au minimum les effets des facteurs de risque cardiovasculaires chez les personnes à risque de développer la maladie d'Alzheimer, ce qui permet par conséquent d'entraver la progression de la maladie. Il ne s'agit pas seulement de l'usage de médicaments, mais de choses aussi simples que de faire de l'exercice deux ou trois fois par semaine, d'adopter une alimentation saine, faible en gras d'origine animale et riche en gras insaturés comme ceux qu'on trouve dans les poissons. Évidemment, une diète riche en fibres et en légumes, comme le régime méditerranéen, est de mise. Nous en reparlerons en détail au chapitre 9.

Plusieurs équipes de chercheurs ont étudié, grâce à l'épidémiologie à grande échelle, la nature des facteurs de protection qui seraient susceptibles de ralentir la progression de la maladie et peut-être même de la prévenir.

La recherche de ces facteurs de protection dans différentes populations, en Occident et en Orient, nous a amenés à faire le constat suivant : bien que certains facteurs semblent fournir à des populations un degré de protection, aucun des facteurs identifiés à ce jour ne semble capable de stopper complètement ni même de ralentir la maladie d'Alzheimer chez quelqu'un qui a été diagnostiqué depuis un moment.

En résumé, plusieurs de ces facteurs de protection semblent avoir un effet bénéfique additif s'ils sont adoptés en prévention, soit avant la survenue des symptômes. Lorsqu'ils sont utilisés chez des personnes où la maladie est déjà bien installée, il semble que les effets bénéfiques soient modestes ou non existants.

Parmi les facteurs de protection les plus crédibles, scientifiquement, voici ceux qui ont fait l'objet de démonstrations rigoureuses :

– une scolarité supérieure à douze années ;
– des agents médicamenteux antihypertenseurs ;
– des agents médicamenteux réducteurs du cholestérol sanguin ;
– des thérapies hormonales (œstrogène) très tôt après la ménopause ;
– des agents médicamenteux anti-inflammatoires ;
– le vin rouge ;
– la diète méditerranéenne ;
– des exercices physiques et mentaux réguliers ;
– la socialisation.

On ne peut évidemment pas dissocier ces facteurs de protection des facteurs de risque énumérés précédemment. Pour chaque facteur de risque, il est à prévoir qu'une thérapie pharmacologique ciblée ou certaines habitudes de vie parviendront à bloquer les effets négatifs les plus importants médiés par les facteurs de risque. Par exemple, dans le cas des antihypertenseurs et des agents pharmacologiques qui réduisent le taux circulant de cholestérol sanguin, il est clair que la protection est intrinsèquement liée au fait qu'un contrôle accru de l'hypertension artérielle et du cholestérol sanguin, dans les années ou les décennies précédant la survenue de la maladie d'Alzheimer, permet de réduire et même d'éliminer d'office ces deux éléments de la liste des facteurs de risque importants. Fait à noter, l'administration d'agents réducteurs du cholestérol ou d'antihypertenseurs chez des patients qui ont déjà reçu un diagnostic d'Alzheimer ne semble pas atténuer de manière importante la vitesse de progression de la maladie ou sa gravité. En d'autres termes, l'effet protecteur de ces médicaments s'adresse surtout à ceux qui souffrent d'hypertension ou de cholestérol sanguin élevé, et cela seulement si les médicaments sont administrés dans un contexte de prévention, bien avant l'apparition des premiers symptômes de l'Alzheimer.

Dans le cas des agents antioxydants cités fréquemment dans la presse populaire et sur Internet comme ayant des propriétés antivieillissement et stimulatrices de mémoire, la situation est beaucoup plus claire. La vitamine E, les extraits antioxydants de gingko biloba, la vitamine C et l'ubiquinone n'influencent aucunement la progression de la maladie chez les personnes qui ont reçu un diagnostic de maladie d'Alzheimer. De plus, l'administration préventive de vitamine E ou d'extraits de gingko biloba chez des gens à risque de développer la maladie n'offre aucun avantage, que ce soit quant à l'apparition de la maladie (prévention) ou à la mémoire. Les données scientifiques les plus solides à ce propos dans le domaine sont généralement négatives; les thérapies antioxydantes ne fonctionnent ni avant ni après l'arrivée de la maladie.

Pendant longtemps, on a cru que l'administration d'œstrogène après la ménopause chez les femmes de 60 ans et plus pouvait procurer une certaine protection contre la maladie d'Alzheimer. Les données épidémiologiques laissent encore penser qu'un tel bénéfice serait réel et qu'il y aurait un effet bénéfique mesurable sur le plan de la mémoire et du risque de développer la maladie d'Alzheimer chez les femmes postménopausées traitées aux œstrogènes. Toutefois, on ne peut passer sous silence le fait que des études de grande envergure effectuées auprès de femmes postménopausées traitées aux œstrogènes montrent un risque accru de développer certains types de cancer, dont ceux du sein et du côlon. De plus, l'administration d'œstrogènes chez des patientes qui avaient reçu un diagnostic de maladie d'Alzheimer n'a eu aucun effet positif ou négatif sur les symptômes.

Récemment, des études ont permis de démontrer que la situation est très différente selon que les femmes participant à l'étude étaient ménopausées depuis peu ou depuis un certain temps. Ces travaux, qui devront être répliqués, laissent croire que la progression de la maladie d'Alzheimer est influencée d'une façon ou d'une autre par les œstrogènes, à la condition que le traitement soit initié immédiatement après la ménopause, alors que l'utilisation de cette hormone en situation pré-Alzheimer (plusieurs années après la ménopause) ou Alzheimer présente des risques qui sont loin d'être négligeables ainsi qu'une efficacité hautement discutable.

Par ailleurs, qu'en est-il de l'histoire intrigante des anti-inflammatoires ? Les premiers résultats solides laissant croire que l'utilisation des médicaments anti-inflammatoires pouvait être bénéfique contre la maladie d'Alzheimer nous viennent d'une équipe de chercheurs de l'Université Duke, en Caroline du Nord. Ils sont parvenus, au cours des années 1990, à rassembler une cohorte importante de jumeaux. La question fondamentale qui guidait ces chercheurs américains était la suivante : « Qu'est-ce qui explique le fait que deux vrais jumeaux, ou deux vraies jumelles, qui ont exactement le même patrimoine génétique voient apparaître leur maladie d'Alzheimer à cinq, dix et même quinze ans de différence ? »

En fait, la seule façon de répondre véritablement à cette question était de comparer les habitudes de vie de vrais jumeaux dont la maladie s'est manifestée à des âges différents. Après qu'on leur a posé des dizaines et même des centaines de questions très personnelles, il est apparu très clairement que les jumeaux qui ne développaient pas la maladie d'Alzheimer, ou qui présentaient la maladie beaucoup plus tardivement, souffraient presque tous d'arthrite !

Les chercheurs ont donc posé la question suivante : « Est-ce que l'arthrite aurait un effet protecteur jusqu'alors inconnu contre la maladie d'Alzheimer ? » Plus vraisemblablement, les médicaments couramment utilisés pour contrôler la douleur chez les gens souffrant d'arthrite auraient-ils un effet bénéfique indirect sur le risque de développer la maladie d'Alzheimer et sur sa progression ?

Or, vingt ans plus tard, il est plutôt clair que les anti-inflammatoires non stéroïdiens semblent démontrer un effet protecteur mesurable chez les personnes à risque avant qu'elles ne présentent des symptômes, alors qu'ils n'ont aucun effet bénéfique chez les personnes déjà atteintes de la maladie.

L'ensemble de ces résultats suggère que le créneau le plus prometteur pour tenter d'arrêter la maladie se trouve au cours des années et même de la décennie qui précèdent l'apparition des premiers symptômes. En ce moment même, des chercheurs utilisent ces médicaments anti-inflammatoires sécuritaires dans des études de prévention de longue haleine chez des personnes qui risquent de développer la maladie. Les résultats sont attendus avant la fin de la décennie.

> Aujourd'hui, on ne peut plus négliger les bénéfices scientifiquement démontrés qu'offre l'adoption de saines habitudes de vie comme l'exercice physique régulier ou la consommation de certaines composantes de la diète méditerranéenne.

Aujourd'hui, on ne peut plus négliger les bénéfices scientifiquement démontrés qu'offre l'adoption de saines habitudes de vie comme l'exercice physique régulier ou la consommation de certaines composantes de la diète méditerranéenne. Bien que modestes, leurs effets positifs sur le risque de développer la maladie d'Alzheimer ou sur la vitesse de progression sont désormais prouvés scientifiquement.

Au cours des prochaines décennies, on est aussi en droit de s'attendre à pouvoir mesurer de façon concrète les bénéfices

obtenus par un meilleur contrôle des facteurs cardiovasculaires
que sont :
- le taux de cholestérol élevé ;
- le diabète de type 2 ;
- l'hypertension ;
- le syndrome métabolique.

Des études scientifiques de très haute qualité effectuées
en Suède et publiées ces deux dernières années ont démontré
que les personnes qui ont pris en main le contrôle de leurs facteurs de risque cardiovasculaires (cholestérol, sucre [diabète],
sel [hypertension]), combiné à de l'exercice régulier et à une
alimentation saine, parviennent à réduire significativement
leurs risques de déficits cognitifs de plus de 40 % en moins de
trois ans. Dans ces études, le groupe témoin était composé de
gens âgés qui n'ont rien changé à leur mode de vie ou à leur
hygiène de vie habituelle.

Dans un contexte où l'utilisation des médicaments qui
contrôlent les risques cardiovasculaires prend énormément
d'expansion dans le monde et n'est plus l'apanage des Occidentaux, on peut s'attendre à une réduction significative de
l'incidence et de la prévalence de la maladie d'Alzheimer dans
les années à venir. De fait, les dernières données démographiques de l'Organisation mondiale de la santé montrent que
la croissance des nouveaux cas d'Alzheimer a commencé à
ralentir en Europe de l'Ouest et en Amérique du Nord, où l'on
effectue un contrôle plus serré des facteurs de risque vasculaires. À l'inverse, l'incidence de nouveaux cas augmente de
façon disproportionnée en Asie du Sud-Est et en Afrique, où,
malheureusement, l'occidentalisation de l'alimentation et la
prévalence du diabète montent en flèche depuis dix ans.

Il demeure toutefois extrêmement difficile de quantifier
l'importance des bénéfices de ces médicaments, compte tenu
de l'arrivée de plusieurs médicaments génériques sur les
marchés occidentaux qui servent à contrôler les facteurs de

Quelles sont les bases de la diète méditerranéenne ?

Les fruits et les légumes frais règnent en maîtres en Méditerranée. La plupart des mets traditionnels de cette région sont végétariens et préparés avec des ingrédients généralement frais (non congelés). Les Méditerranéens consomment aussi beaucoup de poisson, un peu de volaille et presque pas de bœuf, de porc ou d'agneau. Le climat de la Méditerranée fait en sorte que les fruits et les légumes poussent toute l'année et sont relativement peu chers ; ce qui n'est toutefois pas le cas en Europe du Nord et au Canada. On peut donc s'attendre à ce que la diète méditerranéenne soit plus coûteuse en hiver dans ces pays. Cette diète propose l'utilisation géné-reuse de l'huile d'olive comme source ultime d'acide oléique (oméga-9), connue pour réduire le cholestérol et diminuer le risque de développer certaines formes de cancer. Il est intéressant de noter que l'acide oléique se retrouve aussi dans les baies, les prunes, le raisin rouge et son jus, les kiwis, les mûres ainsi que les pommes et leur jus. L'huile d'olive étant composée à 99 % de matières grasses, la clé est dans sa consommation modérée, tout comme pour le vin. Cela dit, comparée au beurre, l'huile d'olive est nettement meilleure pour la santé.

risque. Il est certain qu'il y aura, au cours des trente prochaines années, un effet encore plus important de ces médicaments sur l'incidence de la maladie d'Alzheimer, alors que la réduc-tion du coût de ces médicaments devenus génériques facilitera grandement la démocratisation des bénéfices nouvellement acquis en Occident.

Pour plus de renseignements au sujet de la maladie d'Alzheimer, ses causes, ses traitements et des informations pratiques, je vous suggère l'ouvrage *La Maladie d'Alzheimer, le guide*, écrit en collaboration avec mon collègue, le Dr Serge Gauthier, qui se veut une revue exhaustive du sujet [10].

CHAPITRE 5

GÉNÉTIQUE ET VIEILLISSEMENT AU XXIᵉ SIÈCLE

EST-CE QUE LE VIEILLISSEMENT ET LA LONGÉVITÉ SONT
PROGRAMMÉS DANS NOS GÈNES ET TRANSMISSIBLES
DE GÉNÉRATION EN GÉNÉRATION ?

Il vous est possible d'hériter de la couleur des cheveux de votre père et des capacités mathématiques de votre mère. Ce sont des traits caractéristiques qu'on associe normalement à la génétique. De la même manière, la longévité a tendance à se manifester sur plusieurs générations d'une même famille; on sous-entend alors qu'il existe une composante génétique familiale capable d'influencer la façon dont nous vieillissons normalement. Cette association génétique-longévité a été documentée de façon exhaustive par les scientifiques dans de nombreuses familles composées de plusieurs nonagénaires et centenaires. Ces familles à longévité extrême ont été à la base de plusieurs études génétiques et scientifiques. Il demeure toutefois très difficile d'identifier un ou plusieurs gènes associés précisément à la longévité. De fait, les études scientifiques visant à identifier formellement les gènes de la longévité extrême se sont avérées beaucoup plus complexes que celles qui ont permis d'identifier les gènes codants pour la taille d'une personne ou la couleur de ses cheveux. Dans le cas de la longévité, les chercheurs ne sont pas tout à fait sûrs de la nature exacte des facteurs biologiques en cause ni des voies biochimiques contribuant au phénomène de la longévité.

La recherche des marqueurs biologiques de la longévité humaine nécessitera donc des études scientifiques rigoureuses qui prendront beaucoup plus de temps que l'espérance de vie moyenne d'un chercheur! Pour contourner en partie ce problème expérimental, les chercheurs ont décidé de travailler avec des espèces animales ayant une espérance de vie de courte durée, dont le ver nématode et la mouche à fruits. Ils sont parvenus à isoler et à identifier de nombreux gènes servant d'horloges biologiques à ces espèces animales inférieures. Ainsi, ils ont découvert qu'un certain nombre de gènes, lorsqu'ils sont mutés ou inactivés, augmentent la longévité de façon très marquée.

Ces travaux laissent penser que la fonction normale de ces gènes est de limiter l'espérance de vie, probablement pour limiter le nombre d'individus actifs dans un espace environnemental donné. Une fois ces gènes identifiés chez la mouche et le ver, on a tenté de trouver l'équivalent biologique fonctionnel chez des animaux supérieurs comme les mammifères. C'est ainsi que les chercheurs ont identifié plusieurs enzymes de la longévité dont la fonction biologique consiste à mettre en échec les effets nocifs de l'oxygène sur les fonctions cellulaires, un peu à l'image d'un traitement antirouille appliqué sur une vieille voiture.

> Ces travaux laissent penser que la fonction normale de ces gènes est de limiter l'espérance de vie, probablement pour limiter le nombre d'individus actifs dans un espace environnemental donné.

L'autre groupe de gènes que les chercheurs sont parvenus à retrouver chez le rat et la souris permet de contrôler le métabolisme de l'insuline (l'insuline et les facteurs de croissance insuliniques de type 1); il s'agit d'un type d'hormones circulantes en cause dans le contrôle métabolique du sucre et dans sa conversion en énergie.

Toutefois, la transposition à l'humain de ces travaux de recherche fondamentale effectués sur des animaux inférieurs n'a pas donné les résultats escomptés. Nous savons depuis déjà de nombreuses années que l'apparition du diabète de type 2, une maladie du vieillissement, est provoquée par des difficultés de production, d'approvisionnement ou d'utilisation de l'insuline, mais nous ne sommes pas parvenus à utiliser l'intervention génétique pour augmenter la longévité humaine de façon significative. Même constat concernant l'utilisation des antioxydants qui, bien que généralement utiles comme suppléments alimentaires (pensons aux vitamines E et C), n'ont que peu ou pas d'effet sur l'espérance de vie humaine (ou animale, chez la souris et le rat).

Ces observations ont amené les scientifiques à réévaluer leurs stratégies expérimentales et à réexaminer systématiquement l'ensemble des 25 000 gènes exprimés par chacune de nos cellules au cours de notre vie. Nous avons systématiquement cartographié les variations naturelles connues (qu'on appelle aussi polymorphismes) qui ont comme propriété de protéger et même d'augmenter l'espérance de vie maximale de certains sous-groupes d'humains ayant gagné à la loterie génétique. Pour ce faire, nous utilisons la technologie du criblage génomique à haut débit pour déterminer des variantes génétiques naturelles présentes à la naissance et qui permettent à certaines personnes à haut risque... de devenir centenaires!

Récemment, plusieurs criblages génomiques ont été effectués chez des groupes de personnes centenaires et des familles où les centenaires prévalent. Ces analyses ont été réalisées avec des sujets de tous les continents. Les résultats ont été quelque peu étonnants: pour chacune des variantes génétiques associées à une longévité accrue, il n'était pas rare de découvrir une autre variante génétique voisine qui est associée à une maladie chronique du vieillissement. En d'autres termes, une variante génétique de longévité réside souvent au sein d'un gène qui, lorsqu'il est défectueux, cause ou est associé à l'une des maladies du vieillissement.

Le meilleur exemple de cela est le gène de l'apolipoprotéine E (ou apoE). Ce gène encode pour une protéine dont la fonction biologique est ni plus ni moins que de servir de camion de livraison du cholestérol et des graisses vers les cellules. Il sert à transporter le cholestérol de cellule en cellule, d'un organe à l'autre, ou encore d'une région du cerveau ou du corps à une autre. Le gène de l'apoE est étudié depuis bientôt quarante ans. Il existe sous trois formes distinctes. La forme dite apoE3 (E3) est la forme la plus commune et la plus performante des transporteurs de cholestérol. La forme dite apoE4 (E4) se distingue par une seule variation génétique dans sa structure moléculaire et est associée à des taux élevés de cholestérol circulant, mais aussi à un risque très important de maladies cardiovasculaires et, plus tard dans la vie, au risque de développer la forme commune de la maladie d'Alzheimer. Finalement, la forme dite apoE2 (E2), qui se distingue aussi par une seule variante génétique de la forme E3, est quant à elle le facteur de protection génétique le plus important à permettre à un sous-groupe de personnes porteuses de ce gène particulier d'atteindre l'âge de 100 ans.

Autrement dit, le gène de l'apolipoprotéine E, selon les variantes héritées de nos parents, peut nous mettre à risque de la maladie d'Alzheimer (forme E4) ou nous faciliter la voie jusqu'à devenir centenaire (forme E2). C'est le même gène, mais doté de variantes génétiques différentes qui entraînent des conséquences opposées [11]. Pour certains de mes collègues pathologistes, ce que nous appelons la maladie d'Alzheimer peut facilement être assimilé à une forme accélérée du vieillissement du cerveau qui a peu d'influence, ou pas du tout, sur nos organes périphériques. En ce sens, on peut dire que l'apoE2 ralentit le processus de vieillissement, alors que l'apoE4 l'accélère, du moins dans le cerveau, l'organe du corps le plus riche en cholestérol.

Cet exemple illustre bien le fait que de très subtiles variations dans le génome humain à l'intérieur d'un seul ou de plusieurs gènes peuvent permettre de vivre pendant cent ans.

L'autre approche scientifique qui a permis des avancées remarquables, ces dernières années, pour une meilleure compréhension de la biologie du vieillissement est l'étude de ce que l'on appelle les syndromes de maladies du vieillissement accéléré. Il en existe deux principales: la progérie et le syndrome de Werner.

La progérie est une maladie génétique très rare (1 personne sur 8 millions en est atteinte) qui mime de façon impeccable le vieillissement physiologique naturel, mais à une vitesse accélérée (figure 4). Physiquement, les enfants qui sont frappés par la progérie ont l'air de vieillards [5]. Ils ont une espérance de vie qui dépasse rarement la fin de l'adolescence ou le début de l'âge adulte.

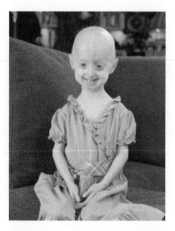

Figure 4. Photo de Lindsay Ratcliffe à l'âge de 6 ans.
Syndrome de progérie.

On a découvert ces dernières années que la cause première de cette forme de vieillissement accéléré est l'acquisition, pendant la grossesse de la mère, de nouvelles mutations qui dérèglent la prélamine A, un gène crucial au développement normal des cellules. Ce n'est donc pas une maladie héritée dans le sens habituel du terme, mais bien une mutation qui apparaît au moment du développement embryonnaire et de la prolifération des cellules. Les enfants qui vivent avec le syndrome de progérie ne montrent pas, ou peu, de symptômes jusqu'à l'âge de deux ans. Puis progressivement apparaissent des traits distinctifs : perte des cheveux et des poils sur tout le corps, accumulation lente mais constante de rides sur la peau, présence d'athérosclérose, détérioration de la vision et émergence de problèmes cardiovasculaires. Cela dit, ces personnes maintiennent des fonctions mentales et motrices tout à fait normales, intactes, au cours de leur brève existence.

En étudiant cette forme accélérée du vieillissement, les scientifiques cherchent à mieux comprendre certains des mécanismes fondamentaux qui contrôlent le vieillissement normal. Ainsi, l'analyse de la protéine prélamine A chez les cellules sénescentes provenant d'humains normaux âgés a mis au jour le rôle crucial que joue cette molécule du noyau cellulaire dans le processus normal de sénescence.

Malheureusement, comme c'est le cas pour le vieillissement normal chez l'humain, il n'y a aujourd'hui aucun traitement efficace pour stopper la progérie. Par contre, un simple test génétique est suffisant pour détecter et diagnostiquer la maladie, très tôt dans la vie.

Télomères et télomérase

Dernièrement, un nouveau domaine de recherche extrêmement pointu a vu le jour : il s'agit d'études moléculaires et génétiques effectuées sur des cellules humaines ayant atteint leur limite maximale de réplication. On parle alors de cellules en mode sénescence. Comme nous l'avons vu, les cellules de la peau (de même que celles de plusieurs de nos organes) sont programmées pour se diviser de cinquante à soixante fois durant la vie normale d'un être humain. Une fois les cycles de réplication terminés, les cellules entrent dans un état végétatif qui s'apparente à une hibernation cellulaire. Bien qu'elles ne puissent plus se diviser et être remplacées, elles gardent tout de même la capacité d'effectuer certaines fonctions biologiques. Elles continuent d'interagir avec les cellules avoisinantes en envoyant et en recevant des signaux chimiques de communication. Ces cellules sénescentes en état d'hibernation peuvent fabriquer et relâcher un certain nombre de molécules susceptibles d'augmenter les risques de maladies chroniques telles que le cancer.

Cette relation étrange qui existe entre la sénescence cellulaire et le cancer est le sujet d'intenses recherches scientifiques. On sait aujourd'hui que les cellules cessent de se diviser lorsque les extrémités, ou télomères, des chromosomes qu'elles contiennent ont perdu de leur intégrité et que leurs bouts ont été usés et sérieusement raccourcis. En d'autres termes, la sénescence apparaît quand les chromosomes d'une cellule ont été suffisamment tronqués pour déclencher son hibernation. On pense que ce mécanisme est en place de façon défensive pour éviter que ces cellules, dont le matériel génétique est gravement endommagé, ne donnent naissance à des cellules filles qui seraient hautement à risque de devenir cancéreuses et de proliférer sans retenue. C'est en quelque sorte un mécanisme d'autoprotection préprogrammé qui vise à protéger tout l'organisme, et pas seulement l'organe sénescent visé.

De nombreuses entreprises de biotechnologie et quelques laboratoires universitaires sont activement engagés dans le développement de médicaments expérimentaux visant à moduler le fonctionnement de la télomérase. Cette enzyme a pour fonction de digérer les télomères (les extrémités des chromosomes) chaque fois qu'une cellule se divise; un peu à la manière d'un compte-tours. Elle s'assure ainsi que les cellules n'excéderont pas le maximum programmé de cinquante à soixante divisions. Récemment, des chercheurs ont analysé des échantillons d'ADN de centenaires européens et américains afin d'en examiner les télomères et la télomérase. Sans trop de surprises, ils ont découvert que les télomères des centenaires en santé étaient beaucoup plus longs que ceux des sujets centenaires porteurs de maladies chroniques. Cela dit, de nombreux centenaires avaient tout de même des télomères courts, ce qui suggère que la télomérase a plus à voir avec les maladies du vieillissement qu'avec la longévité à proprement parler.

Les scientifiques spécialisés en gérontologie ont bon espoir qu'en comprenant mieux comment le mécanisme de la sénescence se met en place, et quelles sont les voies métaboliques qui contrôlent son fonctionnement, ils pourront mieux s'attaquer aux maladies du vieillissement et comprendre comment celui-ci parvient à moduler la longévité humaine moderne.

La recherche génétique sur les causes et les mécanismes associés à la longévité profite autant de l'utilisation des modèles animaux inférieurs que de l'étude des tissus humains de personnes ayant atteint l'âge respectable de 100 ans et plus. Les avancées technologiques des dernières années nous permettent également d'espérer l'élaboration de nouvelles approches biologiques qui tireront profit des techniques de la médecine dite régénératrice, qui utilisent les cellules souches non différenciées pour réparer les organes humains endommagés par le temps ou pallier les maladies du vieillissement. Les résultats obtenus récemment sont plus qu'encourageants. En revanche, ils sont pour le moment strictement limités à l'utilisation des modèles animaux comme le rat et la souris. Certaines études hautement expérimentales ont été effectuées dans le contexte des maladies cardiovasculaires pour transfuser des cellules souches extraites du cordon embryonnaire afin de réparer, sinon de remplacer, les cellules cardiaques de sujets ayant subi des accidents cardiaques sévères. Bien que préliminaires, les résultats sont prometteurs. Il n'est en effet pas utopique de penser qu'on puisse faire la même chose dans le cas des maladies neurologiques ou encore des maladies périphériques telles que le diabète ou l'ostéoporose.

Je ne peux conclure ce chapitre sur les gènes de la longévité sans mentionner les effets secondaires observés systématiquement chez les animaux inférieurs (le ver et la mouche à fruits) dont nous avons réussi à augmenter l'espérance de vie maximale de 100 à 200 % par manipulation génétique. La présence des gènes manipulés a mené à une perte complète et permanente de la capacité de se reproduire. En d'autres termes, chaque fois que les scientifiques sont parvenus expérimentalement à doubler ou à tripler la longévité, les animaux résultants sont devenus stériles et ne pouvaient plus se reproduire. Bien que surprenant de prime abord, quand on y réfléchit, ce phénomène aurait beaucoup de sens pour une espèce, puisque la survie d'une espèce est conditionnée par la quantité de nourriture disponible dans l'environnement immédiat et la présence de prédateurs. Or, si l'espèce voit tout à coup quelques-uns de ses membres vivre beaucoup plus vieux et consommer les ressources beaucoup

> Il est donc logique qu'un être ayant hérité de la loterie génétique de la longévité voie sa capacité de se reproduire être limitée.

plus longtemps, cela met les générations suivantes en danger de pénurie et l'espèce elle-même à risque. Il est donc logique qu'un être ayant hérité de la loterie génétique de la longévité voie sa capacité de se reproduire être limitée. Cela dit, si le nouveau trait génétique est fréquent dans la population et augmente les chances de survie de l'espèce, il y a fort à parier que ce trait bénéfique sera retenu dans le génome de l'espèce et propagé d'une génération à l'autre. On constate donc que le gain et le maintien d'une mutation génétique favorisant la longévité devront répondre à un code strict de coûts par rapport aux bénéfices. Si la mutation menace les générations futures, le prix à payer est la stérilité. À l'inverse, si le bénéfice est général et favorise la survie de l'espèce à long terme, il sera maintenu et transmis de génération en génération. Voilà un bel exemple du darwinisme à l'œuvre.

CHAPITRE 6

LES HABITUDES ALIMENTAIRES DES CENTENAIRES

Existe-t-il des superaliments favorisant la longévité ?
L'un des moments les plus excitants de la recherche médicale sur le vieillissement a sans aucun doute été cette merveilleuse découverte concernant les abeilles communes ou européennes (*Apis mellifera*). Je me rappelle très clairement mes classes de biologie de niveau secondaire, où mon coloré professeur s'extasiait devant les merveilles du monde des insectes. C'est à cette époque que j'ai appris que les abeilles ouvrières ne vivent généralement que quelques semaines (de cinq à sept), rarement plus d'une saison. En revanche, la reine de la ruche peut vivre de trois à cinq ans. Beaucoup plus tard, ce qui s'est avéré encore plus fascinant, lors de ma formation postdoctorale, est lorsqu'on m'a expliqué que les œufs qui donnent naissance à une reine sont parfaitement identiques à ceux des abeilles ouvrières. Le matériel génétique est identique ! Ce qui différencie les deux types d'abeilles à longévité variable, c'est exclusivement la nourriture de la reine. Il s'agit de la gelée royale, constituée de différents pollens et de certaines protéines que seule la reine est autorisée à consommer au sein de la ruche. On a donc ici un exemple classique d'écart de longévité de plus de trente fois entre l'espérance de vie moyenne de la reine et celle de l'abeille ouvrière européenne. En résumé, on a affaire à un génome identique, mais à une hygiène de vie et une nutrition différentes qui aboutissent à une longévité extrême.

L'autre exemple qui me fascine encore, particulièrement en été, est le cas des rongeurs. Les rats de laboratoire utilisés couramment en recherche médicale sont des animaux de choix pour étudier le vieillissement normal et pathologique. Tout comme l'humain, le rat développe des tumeurs avec l'âge. Certaines souches de rats blancs prennent beaucoup de poids en vieillissant et développent un syndrome métabolique qui mènera souvent au diabète. Il a aussi été clairement démontré, dans de vastes colonies de rats blancs, qu'au fil du temps environ un tiers des rongeurs connaîtront des déficits de mémoire importants à partir de l'âge de 18 mois (l'équivalent humain de 70 ans). Ces déficits sont irréversibles. Comme l'espérance de vie moyenne de ces animaux en captivité est d'environ 24 mois, il s'ensuit une attrition rapide qui ne nous permet pas d'examiner ces maladies chroniques sur de longues périodes.

À l'autre bout du spectre, il existe un autre rongeur, très semblable physiquement à son cousin le rat, qu'on appelle l'écureuil commun. Bien que ces espèces de rongeurs partagent un ancêtre commun, il y a quand même un certain degré de divergence génétique entre elles (quelques centaines de milliers d'années). C'est toutefois sur le plan de leur longévité respective que la divergence se manifeste le plus visiblement (figure 5, p. 89). Alors que le gros rat blanc de laboratoire a une espérance de vie maximale de deux ans, l'écureuil peut facilement vivre de quinze à vingt ans! Si vous étiez convaincus que les écureuils qui fréquentent votre voisinage sont les descendants des rongeurs qui vous côtoient depuis de nombreuses années, détrompez-vous : ce sont les mêmes écureuils et ils habitent le quartier depuis probablement plus longtemps que vous!

Qu'est-ce qui caractérise les habitudes de vie des écureuils ? Tout d'abord, ils ont une alimentation de type végétarien composée de graines diverses, de noix, de champignons et de fleurs. Selon la saison, ils mangeront beaucoup ou très peu. En général, l'écureuil sauvage mange uniquement quand l'occasion se présente, ce qui n'est pas très souvent. De plus, la recherche d'aliments sera forcément associée à une activité physique intense et régulière. Cela contraste grandement avec notre gros rat de laboratoire en captivité qui bouge très peu, faute d'espace, et qui a accès à une nourriture riche sous forme de moulée offerte en tout temps, peu importe la saison.

La véritable question qu'on doit se poser est la suivante : le rat de laboratoire qui ne fait que peu d'exercice, qui vit en surpopulation, qui mange à volonté sans restriction pendant toute sa vie et ne vit pas très longtemps est-il un reflet animal de l'humain moderne? Je vous laisse le soin de répondre.

Il existe bien un rat de laboratoire, le rat LOU, qui a une espérance de vie augmentée. Il peut vivre jusqu'à trois ou quatre ans, ce qui est presque le double de la longévité du rat blanc de laboratoire commun. Cette espèce fascinante a ceci de particulier : contrairement au rat blanc, le rat LOU limite de lui-même sa consommation de nourriture et donc son apport calorique quotidien. Contrairement au rat blanc de laboratoire, il ne développe ni obésité ni déficit de mémoire avec l'âge.

Ces travaux de recherche et d'observation démontrent clairement qu'il existe une composante nutritionnelle fondamentale à la longévité qui s'ajoute, à tout le moins chez l'humain, aux progrès de la médecine, à l'invention des vaccins et des antibiotiques, ainsi qu'à l'amélioration de l'hygiène de vie. Il ne manque qu'une saine alimentation et de l'exercice, et nous voilà des élèves modèles dignes de mention dans une classe de médecine de première année.

Pour revoir le rôle de l'apport calorique sur la longévité des mammifères, nous devons réexaminer les travaux d'origine effectués chez le rat blanc de laboratoire au siècle dernier. C'est en 1935 qu'une équipe de chercheurs a observé pour la première fois, avec étonnement, qu'il est possible d'augmenter l'espérance de vie maximale du rat blanc de laboratoire de presque un an en réduisant son apport calorique d'environ 30 à 40 %. C'est un peu comme si on vous recommandait d'éviter le repas de midi et de prendre tout simplement un petit déjeuner et un repas de soirée substantifs.

Vous aurez deviné que, bien que ces petits rats de laboratoire aient gagné beaucoup, quantitativement parlant, sur le plan de l'espérance de vie, ces animaux montraient tout de même des signes évidents de fatigue chronique. Mais l'apathie fut de courte durée – quelques mois. Ils sont redevenus tout aussi actifs que les rongeurs témoins qui n'avaient pas été soumis à cette restriction calorique. Cette diète en apparence miraculeuse avait réduit l'apport quotidien de calories de ces animaux et, indirectement, l'énergie alimentaire qui y était associée. Certains de ces rats ont vécu 50 % plus longtemps que l'espérance de vie normale de cette souche de rongeurs. Transposé chez l'humain, cela supposerait une espérance de vie moyenne de 120 ans (au lieu de 80 ans) et une espérance de vie maximale de 150 ans !

Avions-nous découvert l'équivalent alimentaire de la fontaine de Jouvence ?

Les premiers indices qui ont permis aux chercheurs de faire cette découverte importante provenaient de la diète. Nous savons maintenant que la diète avec ou sans exercice contribue grandement à moduler le risque d'avoir toute une série de maladies chroniques typiquement associées au vieillissement. Ainsi, on a clairement établi que la diète influence significativement le risque de plusieurs types de maladies cardiaques, de même que les accidents vasculaires cérébraux. Il en va de même de la maladie d'Alzheimer et de très nombreuses formes de cancers, principalement celui du côlon. La diète bénéfique qui est le plus souvent citée dans la littérature scientifique est la diète de type méditerranéen.

Mais qu'est-il donc arrivé à ces rats subissant la restriction calorique ? Il faut comprendre qu'une fois l'apathie transitoire passée ils se sont mis en mode survie. Leur métabolisme a interprété ces changements alimentaires comme l'arrivée d'une famine de longue durée contre laquelle le corps devait se prémunir au plus tôt. Dans ces conditions, l'animal en restriction calorique se débarrasse progressivement de son excès de poids et brûle lentement mais sûrement toutes les graisses inutiles entreposées dans son abdomen. Puis, ce qui est tout aussi logique, tous les efforts usuels associés à la procréation et à la reproduction sont complètement inhibés de façon à conserver le maximum d'énergie résiduelle. D'un point de vue évolutif et darwinien, cela a beaucoup de sens. Pourquoi une espèce en mode survie-famine donnerait-elle la priorité à la reproduction et à la transmission du patrimoine génétique de l'espèce si la survie même de l'espèce est grandement menacée dans l'immédiat par la situation alimentaire ? Par conséquent, les rats sous restriction calorique perdent presque complètement leur intérêt et leur appétit sexuels.

Par ailleurs, plus l'énergie sous forme de sucres divers cesse de provenir de la diète, plus le corps de l'animal utilise les graisses entreposées un peu partout dans son organisme pour produire une énergie fonctionnelle qui génère moins de radicaux libres toxiques dérivés de l'oxygène. Autrement dit, la restriction calorique force l'utilisation d'une « énergie propre » qui génère moins de sous-produits toxiques pour les cellules. En fait, lorsque les scientifiques ont examiné de près l'intégrité des molécules constituant les cellules des rats sous restriction calorique, ils ont découvert qu'une réduction de 40 %

Autrement dit, la restriction calorique force l'utilisation d'une « énergie propre » qui génère moins de sous-produits toxiques pour les cellules.

de l'apport calorique conduit à une réduction de plus de 30 % du dommage oxydatif normalement détecté dans les mitochondries responsables de la production énergétique des cellules. On note aussi une réduction marquée des dommages oxydatifs aux membranes des cellules, de même qu'à l'ADN, qui constitue l'une des principales sources d'anomalies génétiques menant à la production de cellules cancéreuses dans l'organisme.

En plus des bénéfices médiés par un meilleur contrôle du stress oxydatif s'attaquant à nos cellules, les scientifiques ont découvert qu'une protéine importante appelée sirtuine a la capacité d'atténuer les effets néfastes du vieillissement chez les animaux en restriction calorique. Les chercheurs étudient activement les mécanismes moléculaires en jeu dans ce phénomène. Ils ont en outre découvert que, en réponse à la réduction de l'apport énergétique par la diète, plusieurs organes se mettent à fabriquer la sirtuine. Sans entrer dans les détails mécanistiques, on peut évoquer un certain nombre d'activités biologiques associées à la sirtuine et qui peuvent être assimilées à un effet antiâge. En période de restriction calorique, la sirtuine agit comme un chef d'orchestre et active un nombre élevé de gènes directement engagés dans la protection contre le stress oxydatif. Elle interfère avec une protéine appelée p53 qui normalement contrôle la division des cellules et peut déclencher une prolifération excessive des cellules associées au cancer. Ce faisant, elle facilite la division cellulaire, mais sans l'activation de cellules cancéreuses, permettant de remplacer les cellules sénescentes ou malades à partir de cellules souches prêtes à prendre la relève.

Ces dernières années, nous avons découvert qu'il existe aussi dans certains aliments des molécules activatrices de la sirtuine : le resvératrol (une composante significative du vin rouge) et la quercétine (qu'on trouve couramment à l'intérieur des pommes et des oignons). Autre activateur de la sirtuine : l'exercice physique !

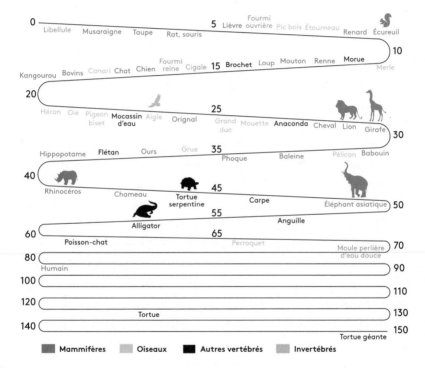

Figure 5. L'espérance de vie, en années, au fil de l'évolution et des espèces
D'après S.S. Flower, «Contributions to our knowledge of the duration of life in vertebrate animals », *Proceedings of the London Zoological Society* (1931), p. 145-234.

Encore une fois, l'exercice physique et la diète sont la clé. C'est à croire que tous les scientifiques n'ont à nous offrir que les mêmes recettes quant à nos habitudes de vie, que ce soit pour contrer le cancer, les maladies cardiaques et même la maladie d'Alzheimer ! Croyez-moi, lorsque je fais des conférences publiques destinées aux familles de personnes atteintes de la maladie d'Alzheimer, j'aimerais pouvoir affirmer qu'il existe un remède simple, un aliment ou une recette magique qui permettent de stopper cette terrible maladie aujourd'hui incurable. Ce n'est malheureusement pas le cas. En revanche, il est scientifiquement et fermement démontré que l'exercice et la diète méditerranéenne ont des effets significatifs sur la réduction du risque de développer la maladie d'Alzheimer, de même que sur la progression de la maladie chez les gens qui en ont reçu le diagnostic.

En fait, vous seriez surpris de voir le nombre d'articles scientifiques de haut calibre publiés ces dernières années qui ont clairement démontré que des changements dans la diète de diabétiques, au début de la maladie, permettent à un sous-groupe de patients de cesser de prendre leur médication. De la même manière, il est possible de réduire et même de renverser les risques de maladies cardiaques en adoptant une diète appropriée. Pour sa part, le cancer du sein est souvent causé par des taux anormaux d'hormones femelles, qui sont modulées par certains types d'aliments consommés quotidiennement. Les antioxydants normalement trouvés dans les fruits et les légumes ont aussi été associés à une meilleure santé cognitive et à des performances mentales chez les gens qui avancent en âge. Enfin, on a démontré récemment que le diabète de type 1, la forme la plus sévère, est fortement lié au type de nutrition administré aux bébés.

Ces découvertes scientifiques démontrent rigoureusement qu'une diète de qualité demeure aujourd'hui l'arme la plus puissante que nous possédons pour lutter contre les maladies et le vieillissement pathologique. Pour être honnête, au début de mes études universitaires, il y a une quarantaine d'années, jamais nous n'aurions pensé que la nutrition avait un rôle aussi important à jouer dans les problèmes de santé modernes.

À cette époque, l'alimentation était faite d'une nourriture de proximité et d'accès dont nous avions généralement hérité des générations antérieures, pour le meilleur et pour le pire. Heureusement, la situation s'est beaucoup améliorée au cours des dernières années. Comme nous l'avons mentionné, on estime que depuis les années 1970 l'espérance de vie moyenne chez l'humain augmente de deux ans toutes les décennies. Toutefois, un voyant rouge s'est allumé récemment, puisque la consommation effrénée de sucre et de sel, surtout en Occident, mais maintenant aussi en Orient et en Amérique du Sud, a généré une épidémie de surpoids et, dans certains endroits, une explosion de l'obésité. Pour la première fois depuis les années 1970, les spécialistes en nutrition et en lipides parlent d'une régression à venir de l'espérance de

Ces découvertes scientifiques démontrent rigoureusement qu'une diète de qualité demeure aujourd'hui l'arme la plus puissante que nous possédons pour lutter contre les maladies et le vieillissement pathologique.

vie en raison d'une prolifération du diabète et des maladies cardiovasculaires. On a vu, dans des pays comme la Russie, depuis la chute du mur de Berlin en 1989, une détérioration parallèle de l'économie et de l'espérance de vie. Il existe en Russie certaines poches démographiques où l'espérance de vie moyenne atteint à peine 65 ans. Évidemment, la détérioration économique engendre souvent la détérioration des habitudes de vie, l'augmentation de l'alcoolisme et la dégradation des soins médicaux en général.

Les auteurs de la *China Study*, une étude scientifique de très grande envergure menée en Chine, se sont attardés à contraster la prévalence et l'incidence des maladies du vieillissement rapportées dans les principales zones rurales de ce grand pays asiatique [4]. Ils en sont arrivés à subdiviser les maladies du vieillissement en deux groupes distincts : les maladies de la pauvreté et celles de l'abondance. Vous ne serez pas surpris d'apprendre que les principales maladies observées chez les gens âgés bien nantis, en Chine, sont le cancer (côlon, poumon, estomac et foie), le diabète et les maladies coronariennes. De l'autre côté, les maladies de la pauvreté dans la Chine rurale incluent la pneumonie, les ulcères, les maladies digestives, les maladies métaboliques autres que le diabète, la tuberculose et les maladies associées à la grossesse. On dirait une image du monde entier dans un seul et même pays ! On comprend qu'avec le développement et la modernisation d'une société comme celle de la Chine la population acquiert progressivement une forme de richesse et modifie lentement ses habitudes alimentaires, change son style de vie et surtout son environnement sanitaire, ce qui, à la longue, permet d'atténuer la nature et le nombre d'infections.

Nous rediscuterons en détail au chapitre 9 des observations effectuées dans le cadre de la *China Study*. Nous pourrons en tirer un enseignement riche en information sur le rôle fondamental que jouent notre style de vie et nos habitudes alimentaires sur notre longévité individuelle.

CHAPITRE 7

L'EXERCICE, ENCORE ET TOUJOURS !

Nous avons vu que le vieillissement est un processus complexe qui suppose l'interaction de plusieurs phénomènes physiologiques, génétiques et comportementaux. De façon générale, plus nous vieillissons, plus le métabolisme du corps ralentit. La pression sanguine augmente et il s'ensuit une réduction du taux maximal du rythme cardiaque, de la capacité du cœur à pomper le sang, de la consommation d'oxygène par nos poumons et finalement de la masse musculaire. Parmi les autres changements reconnus, on observe un déclin significatif des fonctions cognitives (mémoire, apprentissage, pensée abstraite...), une atténuation des fonctions respiratoires et une diminution de la densité osseuse qui, dans sa forme sévère, devient l'ostéoporose.

Comme cela nous est souvent répété par les différents intervenants du domaine de la santé, l'exercice permet de défier tous ces changements relatifs à l'âge, mais aussi d'atténuer l'effet des maladies chroniques associées à un mode de vie sédentaire, comme les maladies coronariennes, le diabète, l'hypertension et même l'ostéoporose. On estime que plus de 60 % de la population adulte en Occident ne fait aucun exercice physique régulier et que 30 % environ est complètement sédentaire. Des études révèlent que le taux d'activité générale tend à diminuer avec l'âge, particulièrement chez les adultes de 65 ans et plus. On estime à plus de 50 % la proportion de la population qui ne sent pas le besoin d'effectuer des exercices physiques régulièrement. Ce groupe est caractérisé par un âge avancé, une ethnicité non caucasienne, le sexe féminin, un niveau d'éducation peu élevé et une provenance de classe socioéconomique défavorisée.

Un tour d'horizon des bénéfices prouvés en lien avec la pratique de l'exercice physique régulier permet de découvrir des effets marqués sur la réduction de l'incidence du diabète de type 2 chez les patients qui en font. On note aussi une augmentation des performances cardiovasculaires comme le volume de sang pompé par le cœur, de même que l'amélioration de la pression sanguine, une réduction des risques cardiovasculaires et, bien sûr, une amélioration des profils lipidiques qui incluent le cholestérol et les graisses circulant dans le sang. De plus, les scientifiques ont très bien démontré le fait que l'exercice régulier atténue la perte de la masse osseuse normalement observée chez la femme après la ménopause. En conséquence directe, on observe moins de fractures de la hanche et des vertèbres, une réduction importante du risque de chutes et moins de douleur aux articulations chez les personnes arthritiques.

Voici un fait vécu intéressant. Il y a une dizaine d'années, j'ai eu le plaisir de m'entretenir avec la première femme astronaute du contingent canadien, la Dre Roberta Bondar, qui a effectué en 1992 une mission d'une semaine dans la navette *Discovery*. Elle m'a alors fait part d'une découverte surprenante observée lors de son séjour en apesanteur dans la navette spatiale, soit une perte osseuse. On a depuis constaté que les femmes astronautes qui séjournent pendant de nombreuses semaines en apesanteur développent une perte osseuse tellement importante qu'elle s'apparente à l'ostéoporose observée sur terre chez les femmes postménopausées, malgré un régime quotidien d'exercices intenses à bord de la station spatiale. Dans les mois qui avaient suivi son retour de l'espace, la Dre Bondar était parvenue à regagner une portion importante de la masse osseuse qu'elle avait perdue, mais jamais elle n'a réussi à récupérer complètement sa masse osseuse originelle. Cette observation, qui a maintenant été répliquée à de nombreuses reprises, frappe particulièrement les femmes. Ce phénomène compliquera considérablement l'exploration spatiale vers d'autres planètes, puisque le séjour en apesanteur ne durera pas que quelques mois, mais bien quelques années. La solution sera évidemment de créer une gravité artificielle à bord des vaisseaux spatiaux afin d'atténuer substantiellement cet effet qui s'apparente beaucoup à une forme de vieillissement accéléré.

Aussi bizarre que cela puisse paraître, des études récentes dans le domaine de l'ostéoporose suggèrent que l'épidémie d'obésité en cours actuellement un peu partout en Occident (et particulièrement en Amérique du Nord) aurait eu comme effet indirect d'atténuer significativement la prévalence de l'ostéoporose dans ces régions ! L'explication proposée, quelque peu dérangeante, suggère que, à l'inverse des effets provoqués par l'apesanteur dans l'espace, l'augmentation du poids chez les obèses et les personnes en surpoids produirait une compression permanente du squelette humain qui serait accompagnée par une augmentation compensatoire de la densité osseuse. Il en résulterait une réduction des risques d'ostéoporose tant chez l'homme que chez la femme en surpoids. Pour le moment, ce ne sont que des hypothèses de travail, mais elles ont quand même beaucoup de sens dans le contexte des travaux scientifiques et observations effectués dans l'espace.

Dans un autre ordre d'idées, les données scientifiques concernant les bénéfices neuropsychologiques de l'exercice régulier sont très convaincantes. On a par exemple démontré à plusieurs reprises que l'exercice régulier favorise la qualité du sommeil, améliore les fonctions cognitives (la mémoire et la capacité d'apprentissage) et abaisse de façon notable la prévalence de la dépression dans la population. Finalement, au chapitre des maladies chroniques associées au vieillissement, soulignons la réduction de l'incidence du cancer du côlon et du cancer du sein chez les jeunes qui pratiquent régulièrement un exercice physique.

Il est de notoriété publique que les différents ministères de santé publique occidentaux ont commencé à sonner l'alarme quant au manque d'activité physique dans la population en général, mais particulièrement chez les personnes âgées et les adolescents. On a noté de nombreuses barrières psychologiques et physiologiques expliquant la réticence qu'ont la plupart des gens à faire de l'exercice physique régulier. Pour certains, c'est la douleur musculaire engendrée, alors que pour d'autres ce sont les risques inhérents à la pratique de l'exercice lui-même. Un certain nombre de mythes et quelques facteurs sociaux et environnementaux s'ajoutent à cette perception. Pour plusieurs personnes âgées, l'exercice régulier demande trop de temps ou encore l'environnement de la pratique de l'exercice physique est jugé démotivant. Bien sûr, il n'est pas nécessaire de prendre un abonnement coûteux dans un centre de conditionnement physique pour adopter de saines habitudes de vie ; celles-ci peuvent simplement inclure des promenades occasionnelles réparties tout au long de la semaine. Au cours de la saison froide, pourquoi ne pas effectuer des promenades hebdomadaires à l'intérieur de l'un des nombreux grands centres commerciaux en le parcourant de long en large... tout en prenant des notes pour la prochaine liste de cadeaux d'anniversaire ou pour la période des fêtes ?

> On a noté de nombreuses barrières psychologiques et physiologiques expliquant la réticence qu'ont la plupart des gens à faire de l'exercice physique régulier.

QUELQUES OUTILS DE MOTIVATION

Un bon programme d'exercice physique devrait normalement comprendre une progression lente, mais soutenue, d'activités auxquelles sont rattachés des objectifs clairs à court terme. Donc la perception qu'une personne a de sa propre capacité à effectuer des exercices simples et réguliers sera déterminante pour le succès d'un tel projet. Plus une personne est convaincue de la valeur et de l'importance de s'y

Donc la perception qu'une personne a de sa propre capacité à effectuer des exercices simples et réguliers sera déterminante pour le succès d'un tel projet.

engager, plus il lui sera facile d'entreprendre un programme d'exercice bénéfique et de le maintenir au fil des mois. Il est important de tirer un certain plaisir et de la satisfaction dans ce processus en effectuant un suivi régulier de ses progrès personnels. Ce sont des conditions gagnantes qui faciliteront l'adhésion à long terme à un programme d'exercice utile et efficace.

Étrangement, des recherches ont montré que des instructions écrites concernant les exercices à faire ont beaucoup plus de répercussions positives que des instructions données verbalement par le motivateur. De plus, l'agent de motivation ayant le plus d'effet dans le quotidien des gens âgés est sans aucun doute le médecin de famille, qui intégrera une discussion annuelle sur l'importance de l'activité physique et les progrès effectués au bilan de santé de son patient. Évidemment, mesdames et messieurs les médecins, lorsque vous formulerez vos recommandations annuelles concernant les bienfaits de l'activité physique, n'hésitez pas à employer un ton jovial et encourageant. Vos patients seront bien plus enclins à vous écouter si vos arguments ont le même poids et la même fermeté en leur prescrivant des exercices physiques que lorsque vous leur prescrivez un nouveau médicament en comprimés !

Finalement, les recherches ont clairement démontré que si l'exercice physique est pratiqué dans un environnement où la socialisation est de mise (en groupe ou en équipe), la motivation atteint son maximum et l'adhérence à long terme au programme d'exercice est maintenue. Pensez à la danse sociale, au tai-chi en groupe dans un parc public ou à la marche en groupe dans des sentiers pédestres. Il ne tient qu'à vous de faire des recherches pour trouver la formule qui vous plaira le plus.

Toutefois, il est fortement recommandé à toute personne du troisième âge qui décide d'intégrer dans sa vie quotidienne un nouveau programme d'exercice physique de consulter préalablement son médecin de famille, afin de s'assurer qu'il n'y a aucune contre-indication sérieuse (condition cardiaque à risque, hypertension non contrôlée, diabète non contrôlé). Il n'est pas dit que ces contre-indications vous excluront d'un régime d'exercice équilibré, mais simplement qu'il devra s'effectuer à un degré d'intensité plus faible et sous supervision médicale.

Des suggestions ?

Un programme d'exercice physique pour les personnes âgées de 65 ans et plus devrait inclure une combinaison d'exercices aérobiques, des activités d'étirements légers et de flexibilité, de même qu'un certain nombre d'exercices visant l'équilibre. Il existe une quantité si impressionnante de recettes et de suggestions de différents corps professionnels américains et occidentaux qu'il me serait difficile d'en faire une synthèse complète et raisonnable. J'ai donc plutôt choisi de faire un sommaire des principales recommandations de l'American College of Sports Medicine, lequel a demandé à un panel d'experts d'établir un régime d'exercice relativement simple que toute personne pourrait suivre sans trop de difficulté [3]. Voici leurs principales recommandations.

1. Fréquence : les exercices devraient être effectués au moins deux ou trois fois par semaine, chaque semaine.

2. Durée : on suggère de vingt à soixante minutes d'exercices en continu ou intermittents de type aérobique. Dans le cas d'activités de moindre intensité comme la marche rapide, on suggère un minimum de trente minutes, alors que les exercices d'intensité plus élevée comme le vélo stationnaire devraient être faits sur de plus courtes périodes parsemées d'arrêts fréquents.

3. Intensité : les gens qui ont un profil plutôt sédentaire ou qui effectuent peu ou pas d'activités régulières devraient commencer lentement et ne jamais excéder de 50 à 60 % de leur rythme cardiaque maximal (rythme observé après un exercice intense). Par exemple, si une légère course à pied vous amène à un rythme cardiaque de 130 battements par minute, votre marche rapide ne devrait pas générer plus de 80 battements par minute. Si c'est le cas, ralentissez le rythme. Les gens qui sont plus en forme peuvent effectuer des exercices aérobiques qui les amèneront à un rythme de 60 à 90 % de leur état cardiaque maximal au repos. Par exercices aérobiques, j'entends la marche (plus ou moins rapide), la course à pied, le vélo, la natation ou encore la randonnée en forêt avec obstacles.

4. Entraînement de résistance : on définit l'entraînement de résistance comme l'utilisation d'exercices aérobiques faisant travailler les principaux muscles des jambes, de l'abdomen et des bras, deux ou trois fois par semaine. On parle alors de un à trois types d'exercices différents sollicitant les principaux muscles et répétés entre huit et dix fois. Par exemple, des flexions des genoux et des chevilles (la personne s'appuie bien sur une chaise ou contre un mur) entre huit et dix fois. Pour l'équilibre, on suggère de se tenir sur une seule jambe pendant une période d'au moins 10 secondes, en répétant l'exercice

de huit à dix fois pour chaque jambe (contre un mur ou à l'aide d'une chaise).

Il est très important pour les gens qui ne sont pas en bonne forme physique de progresser de façon lente, mais soutenue. Dans le cas des débutants, le degré d'intensité doit être faible, c'est-à-dire qu'il est toujours possible pour les personnes de parler et même de chanter sans qu'il y ait encore de douleur ou même de transpiration. Plus tard, on passe au degré d'intensité modéré, c'est-à-dire qu'il sera possible de parler, mais pas de chanter, et que les muscles commenceront à montrer un peu de fatigue. Dans le cas d'exercices modérés, il est impératif qu'il n'y ait aucun facteur de risque médical présent. Pour la très vaste majorité des gens, la progression d'une intensité faible à modérée sera suffisante et pourra être maintenue pendant de très longues périodes. Les bénéfices apparaîtront assez rapidement et le bien-être, autant physique que psychologique, sera persistant.

Les considérations médicales particulières

La maladie d'Alzheimer et les démences

Il existe maintenant de nombreuses données scientifiques attestant des bénéfices qu'offre l'exercice physique quant à la réduction du risque de développer la maladie d'Alzheimer et au fait d'atténuer notablement sa progression chez les patients qui maintiennent un régime minimal d'exercices physiques malgré la maladie. Plus particulièrement, l'une des études publiées par Larson et son équipe [8] a montré que les gens qui effectuent des exercices au moins trois fois par semaine pendant plus de trente minutes voient leur risque d'être atteints de la maladie d'Alzheimer atténué, et qu'à l'apparition de la maladie la progression est ralentie de façon significative. Pour les personnes qui souffrent de la maladie, on a noté une amélioration du comportement, de l'autonomie et surtout des fonctions cognitives lorsqu'un exercice régulier est pratiqué tout au long de l'année. Les gens souffrant de la maladie d'Alzheimer peuvent tout simplement utiliser le genre d'exercices physiques décrits précédemment, à cette différence près que la période d'exercices devrait être effectuée sous surveillance pour des raisons de sécurité évidentes.

L'ARTHRITE RHUMATISMALE

Les exercices de type aérobique et l'entraînement de résistance ont tous deux été associés à une atténuation de la perte d'autonomie et à une amélioration quant aux symptômes de la douleur chez les personnes souffrant d'arthrite rhumatismale. Cela dit, compte tenu des douleurs aux articulations courantes dans cette maladie, il est fortement recommandé d'utiliser un régime d'exercice physique qui évite d'imposer un stress indu aux articulations. La natation, grâce à ses mouvements fluides sans percussion, demeure l'un des exercices de choix.

L'HYPERTENSION

Selon une étude américaine de population de la région de Framingham, au Massachusetts, on estime que plus de 90 % de la population âgée de 55 ans qui ne montre aucun signe de pression sanguine anormale développera éventuellement de l'hypertension chronique. Les conséquences de cette situation sont plus que sérieuses, avec une augmentation du risque de dommages pour certains organes comme le rein et le foie, et une augmentation du risque d'accidents vasculaires cérébraux et des risques de maladies coronariennes ou de crise cardiaque. Nous l'avons vu, le vieillissement est associé à une réduction de la flexibilité des parois des vaisseaux sanguins et à une augmentation progressive de la pression sanguine dans tous nos organes.

Les exercices réguliers sont particulièrement bénéfiques dans cette maladie chronique, car ils améliorent l'élasticité artérielle, diminuent la pression sanguine et atténuent l'effet négatif qu'elle aura sur les organes. On suggère que les patients hypertendus participent au moins trois fois par semaine à une activité physique modérée, pendant un minimum de trente minutes. Évidemment, une personne au style de vie plutôt sédentaire devrait commencer plus lentement et adopter initialement quelques exercices de type aérobique de faible intensité.

EN GUISE DE CONCLUSION...

Il est maintenant scientifiquement prouvé, bien que souvent désagréable à entendre, que l'exercice physique régulier chez les personnes âgées offre de multiples bénéfices sur les plans de la pression sanguine, du diabète, des profils lipidiques (cholestérol et graisses), de l'humeur, des fonctions cognitives et, plus important encore, quant à la mortalité générale. Un régime efficace d'exercice physique ne suppose pas un investissement de temps important, et surtout il n'est pas associé à des douleurs musculaires dérangeantes. Il s'agit d'y aller lentement, mais sûrement. Une fois qu'on a atteint la vitesse de croisière d'exercices aérobiques, d'équilibre et de résistance, c'est la persévérance qui permettra à long terme d'atténuer de façon très marquée le risque de développer l'une des maladies chroniques pénibles qui caractérisent le vieillissement normal de 90 % des Occidentaux. Il suffit de se donner des objectifs personnels réalistes, de s'entourer d'amis, de libérer un peu de son temps et de jouir des bénéfices que procure ce simple geste pour la santé.

CHAPITRE 8

SUPPLÉMENTS ANTIVIEILLISSEMENT ET AUTRES MIRAGES

EXISTE-T-IL DES MÉDICAMENTS OU DES SUPPLÉMENTS ALIMENTAIRES QUI AUGMENTENT LA LONGÉVITÉ ?

Durant des milliers d'années, de bons samaritains – tout comme de nombreux escrocs – ont tenté de vendre à qui voulait les entendre des poudres ou sirops magiques augmentant miraculeusement la longévité.

Nous avons tous entendu parler de la fontaine de Jouvence. Ce mythe aux origines archaïques a été l'un des sujets de prédilection de l'industrie cinématographique d'Hollywood pendant des décennies. Dans la mythologie romaine, c'est le dieu Jupiter qui aurait transformé la nymphe Nauplie en une fontaine régénératrice. Dans la tradition du Moyen-Orient préislamique, Alexandre le Grand aurait cherché sans succès cette fontaine de vie aux propriétés régénératrices. Plus récemment, le cinéma nous a fait connaître la légende populaire de l'explorateur espagnol Juan Ponce de León, qui avait fait le voyage vers le Nouveau Monde avec Christophe Colomb et découvert la Floride alors qu'il était à la recherche de la fontaine de Jouvence. Un peu partout dans le monde, nombreuses sont les sources d'eau jaillissant du sous-sol et dont les vertus miraculeuses furent signalées par des autorités religieuses ou profanes locales. Dans tous les cas, vous l'aurez compris, les recherches scientifiques rigoureuses ont démontré que les propriétés antivieillissement ou régénératrices de ces fontaines miraculeuses sont pratiquement inexistantes. Seuls sont disponibles les témoignages souvent non corroborés de dévots bien intentionnés.

Cela dit, il est facile de nos jours, en naviguant sur Internet, de constater que la recherche d'une solution miracle – ou pharmaceutique – au vieillissement est un sujet d'intenses débats et d'enflures verbales. Le problème principal de la recherche contemporaine de médicaments antivieillissement réside dans le fait qu'il est presque impossible de démontrer scientifiquement, dans des délais raisonnables, que des médicaments capables d'augmenter l'espérance de vie chez des mammifères inférieurs peuvent faire la même chose chez les humains. Une telle étude clinique randomisée avec contrôle par placebo demandera au bas mot des décennies de suivi biologique.

Cette réalité n'a pas empêché la création de plusieurs entreprises de biotechnologie dédiées à la recherche sur la longévité et l'atténuation des effets à long terme des maladies chroniques liées au vieillissement. Plutôt que de prendre la route habituelle des études sanctionnées par les autorités gouvernementales réglementaires et qui utilisent un placebo (agent inactif) à titre de contrôle positif, quelques-unes de ces entreprises ont choisi de contourner le problème engendré par la réglementation en place en utilisant l'approche dite neutraceutique, c'est-à-dire l'exploitation des superaliments (extraits concentrés d'aliments) plutôt que des produits chimiques raffinés et bien caractérisés du point de vue sécuritaire et biologique.

Pour tout dire, ce sont des suppléments alimentaires dont on n'exige aucune démonstration formelle d'efficacité. L'industrie des suppléments alimentaires antivieillissement est une tour d'ivoire bien gardée ayant un potentiel de profit plus que significatif. À lui seul, le marché des suppléments alimentaires est estimé à plus de 30 milliards de dollars et croît annuellement au rythme de 7 %. Les ventes sur Internet de ces produits croissent quant à elles de plus de 15 % annuellement.

Ces produits neutraceutiques antivieillissement sont très souvent vendus sans ordonnance d'un médecin, un peu comme le sont les vitamines et autres

Pour tout dire, ce sont des suppléments alimentaires dont on n'exige aucune démonstration formelle d'efficacité.

suppléments alimentaires communs. Cela est généralement possible tant et aussi longtemps que ces produits neutraceutiques contiennent des ingrédients aux propriétés sécuritaires et que le fabricant s'abstient de faire des affirmations curatives associées à la santé. La plupart des experts dans le domaine estiment que les études cliniques humaines utilisant des suppléments alimentaires antivieillissement sont habituellement beaucoup trop courtes pour démontrer de façon indéniable des bénéfices réels mesurables. De plus, elles ne sont généralement pas répliquées de façon indépendante comme le sont les études pharmaceutiques classiques. Et surtout, elles n'ont presque jamais de volet placebo pour valider leur efficacité clinique.

Il y a quelques années de cela, l'entreprise biotechnologique Sirtris Pharmaceuticals s'est lancée dans l'élaboration de traitements antivieillissement basés sur le resvératrol, un sous-produit extrait du vin rouge qui a des propriétés antioxydantes spectaculaires capables d'influencer la sénescence cellulaire dans des modèles de cellules en culture. Nous avons vu, dans un chapitre précédent, que le resvératrol agit par l'intermédiaire de la sirtuine, cette protéine « chef d'orchestre » qui contrôle plusieurs mécanismes de protection cellulaire. Bien que prometteurs, les résultats préliminaires pointaient surtout vers une utilisation à moyen terme chez les sujets souffrant de diabète de type 2. Par la suite, la firme fut rachetée par le géant pharmaceutique GlaxoSmithKline, qui s'est mis en devoir de développer ce produit aux propriétés révolutionnaires en prenant la route du développement pharmaceutique classique, soit des études cliniques randomisées effectuées à double insu avec volet placebo. Or l'enthousiasme s'évanouit rapidement, car toutes les études préliminaires effectuées avec le resvératrol chez l'humain sous conditions contrôlées avec placebo se sont avérées négatives en clinique. Bilan : le resvératrol, lorsqu'il est comparé aux substances témoins, n'apporte aucun bénéfice mesurable scientifiquement.

Tout récemment, une autre entreprise américaine, Elysium Health, a décidé de commercialiser un produit dont les propriétés biochimiques ont permis d'augmenter la longévité moyenne des souris et des vers de laboratoire de façon marquée. L'entreprise a choisi d'emprunter la route des suppléments alimentaires afin d'éviter d'avoir à faire les études cliniques de validation astringentes qui sont exigées par les autorités pour les médicaments, afin d'obtenir l'approbation réglementaire américaine. De type neutraceutique, le produit est vendu uniquement sur le site web de la société, à raison de 50 dollars américains pour une dose mensuelle. Il contient le précurseur biologique de la nicotinamide adénine dinucléotide, ou NAD, un composé chimique utilisé par toutes les cellules de notre corps pour convertir le sucre dérivé de notre alimentation en énergie cellulaire utile. Des recherches scientifiques chez l'humain avaient démontré plus d'une fois que les taux cellulaires de NAD tendent à diminuer progressivement avec l'âge. Les recherches animales suggèrent pour leur part que ce composé provoque des effets physiologiques similaires à la restriction calorique ; un procédé qui, comme nous l'avons vu au chapitre 6, permet d'augmenter l'espérance de vie de la souris de façon notable.

Dans un coup de marketing astucieux, Elysium Health n'hésite pas à mentionner qu'elle compte cinq Prix Nobel parmi ses conseillers scientifiques. Il faut toutefois savoir, à titre de consommateur averti, que les autorités réglementaires américaines – la Food and Drug Administration – ne reconnaissent pas le vieillissement en tant que maladie; il n'est donc pas, et ne pourrait être, une cible thérapeutique reconnue pour fins médicales. Voilà un très bel exemple d'un programme de recherche ciblant les mécanismes de biologie du vieillissement et qui est très crédible de prime abord, mais qui manque terriblement de rigueur quant à la validation des recherches chez l'humain. Comme la réglementation gouvernementale entrave en partie le développement de ce type de produits pharmaceutiques, ceux qui s'y lancent se voient obligés d'utiliser des voies détournées qui amoindrissent de façon spectaculaire les répercussions et la crédibilité de leur approche antivieillissement.

L'une des entreprises de biotechnologie les plus médiatisées des dernières années dans le domaine de la longévité humaine est sans doute l'entreprise californienne Human Longevity, Inc. Fondée par le Dr Craig Venter, celui-là même qui a effectué le premier séquençage complet du génome humain, en 2001, cette entreprise propose d'utiliser les derniers développements technologiques issus de la génétique, des superordinateurs et de l'intelligence artificielle afin de dresser un bilan de santé exhaustif d'une personne à un moment précis, mais aussi pour le reste de sa vie. La firme se vante d'être capable de déterminer à l'avance tous les facteurs de risque génétiques menant à l'apparition de l'ensemble des maladies chroniques associées au vieillissement. Pour la modique somme de 25 000 dollars américains, on vous propose de séquencer votre génome complet en énumérant toutes les variantes génétiques caractéristiques de votre corps qui sont susceptibles de mener à l'une ou l'autre des multiples maladies qui risquent d'affecter votre longévité. Construite à proximité du centre de séquençage génétique et de la banque de données les plus importants du monde, cette entreprise peut croiser information génétique et données cliniques provenant de milliers de patients affectés par des maladies chroniques de tout genre afin de générer un bilan génétique hautement personnalisé de vos risques à vie.

L'objectif avoué de Human Longevity, Inc. est d'obtenir l'information génomique complète de plus de un million de personnes afin d'établir la cartographie complète des maladies humaines d'ici 2020.

Ainsi, la société affirme pouvoir déterminer avec certitude l'état de santé actuel et futur d'une personne, en plus d'extrapoler le taux de risques futurs des principales maladies humaines de cette personne et de sa famille immédiate. L'objectif ultime serait le développement d'un vaccin anticancer personnalisé basé sur le génome unique de cette personne, de même que des thérapies cellulaires de remplacement assemblées sur mesure pour tous les types de pathologies dégénératives.

Bien que les promesses de cette entreprise s'apparentent quelque peu à de la science-fiction, les fondements scientifiques de même que l'expertise des professionnels qui sont derrière ce projet sont à la fois crédibles et réalistes. La notion de médecine individualisée représente possiblement la prochaine grande vague d'innovations technologiques dans le domaine des soins au XXIe siècle. Plutôt que d'administrer un médicament qui ne fonctionne que chez 50 ou 60 % des malades, chaque médicament sera sélectionné sur la base non seulement des symptômes, mais des particularités

> **Nous sommes à l'aube de la révolution médicale individualisée, de grands pas ont déjà été franchis dans le domaine du ciblage des thérapies visant le cancer et certains problèmes de santé mentale.**

génomiques de la personne. Cela permettra un meilleur ciblage des approches de prévention visant les maladies chroniques de ce siècle et un meilleur appariement du traitement au malade pour maximiser les effets thérapeutiques en minimisant les effets secondaires désagréables ou néfastes. Nous sommes à l'aube de la révolution médicale individualisée, de grands pas ont déjà été franchis dans le domaine du ciblage des thérapies visant le cancer et certains problèmes de santé mentale. Les autres maladies devraient bientôt rejoindre l'arène de la médecine personnalisée.

CHAPITRE 9

LES SECRETS
DES CENTENAIRES

EXISTE-T-IL DES RÉGIONS DU MONDE PROPICES AUX CENTENAIRES ? On me demande parfois s'il existe des endroits sur notre planète où une convergence favorable de la génétique et de l'environnement permettrait à des communautés particulières de vivre beaucoup plus longtemps que la moyenne des humains. Plusieurs études scientifiques se sont attardées à examiner de près le phénomène de ce qu'on appelle des isolats populationnels. On trouve même des ouvrages spécialisés sur ces isolats écrits par des experts ou des explorateurs qui ont pris le temps d'étudier en profondeur la longévité dans le monde et les diverses cultures.

L'un de ces explorateurs, Dan Buettner, en collaboration avec la National Geographic Society, a visité les cinq continents à la recherche de ces rares communautés de personnes ayant une longévité exceptionnelle, dans l'espoir d'en trouver le secret. Après plus d'une année de travail et de recherches intensives, il est parvenu à identifier cinq régions du monde où l'espérance de vie est nettement supérieure à la moyenne des gens vivant dans les secteurs avoisinants. Il appelle ces endroits particuliers les « zones bleues ». Ces points chauds démographiques sont en fait de petites communautés qui ont adopté un style et une hygiène de vie parfois quelque peu singuliers.

Ces cinq zones à longévité surprenante sont, dans l'ordre, l'île d'Icarie en Grèce, Loma Linda en Californie, Nicoya au Costa Rica, Okinawa au Japon et l'île de la Sardaigne en Italie.

Ces communautés sont caractérisées chacune par sa propre histoire, une situation géographique précise et des raisons bien particulières expliquant cette longévité unique. Ayant visité toutes ces communautés et étudié systématiquement la façon de vivre de leurs membres, l'explorateur est parvenu à compiler neuf grandes tendances générales qui s'entrecroisent d'un groupe à l'autre, partout dans le monde. J'ai regroupé ces tendances en sept recommandations ; il ne tient qu'à vous de les examiner et de vous approprier celles qui vous semblent les plus pertinentes et qui ont le plus de sens dans l'environnement où vous habitez.

1. NE PAS HÉSITER À EFFECTUER DES ACTIVITÉS PHYSIQUES NORMALEMENT ASSOCIÉES À LA VIE DE TOUS LES JOURS.

Bien que les gens qui habitent dans ces communautés à la longévité surprenante ne soient ni des athlètes, ni des marathoniens, ni des abonnés à un gymnase, ils utilisent toutes les occasions qui se présentent pour bouger, que ce soit marcher, faire du vélo, faire du jardinage sans outils spécialisés ou automatisés, ou encore effectuer l'entretien de la maison sans aide mécanique d'aucune sorte.

2. Avoir des objectifs de vie clairs et une attitude positive face aux événements de la vie.

Les habitants de l'île d'Okinawa parlent d'*ikigai*, alors que les habitants de la petite communauté de Nicoya, au Costa Rica, l'appellent *plan de vida*, ou plan de vie. Il s'agit pour ces gens d'avoir un sens clair de ce qui importe quand ils se lèvent chaque matin, de se définir des objectifs à atteindre. Cette façon de vivre structurée est essentielle et se traduit concrètement dans ces communautés par sept ans d'espérance de vie supplémentaire à la moyenne nationale.

3. Ralentir.

Bien que les habitants des zones bleues vivent le stress à la manière des Occidentaux, ils tentent de s'adapter à la vie moderne en établissant des routines stables qui permettent d'atténuer les effets négatifs des hormones du stress comme l'inflammation chronique. Les gens d'Okinawa, par exemple, prennent du temps, pendant la journée, pour se souvenir de leurs ancêtres. Les adventistes californiens prient à intervalles réguliers dans la journée. Les Icariens font une sieste en après-midi, alors qu'il est de tradition chez la majorité des habitants de la Sardaigne de faire une pause et de boire un verre avant le dîner.

4. Observer la règle des 80 %.

Depuis l'époque lointaine où Confucius dispensait ses enseignements en Chine, il existe un dicton que les habitants d'Okinawa énoncent comme suit : « *Hara hachi bun me.* » Ce qu'on peut traduire ainsi : « Il est préférable d'arrêter de manger une fois que notre estomac est rempli à 80 % de sa capacité maximale. » Le 20 % qui reste est considéré comme

> « Il est préférable d'arrêter de manger une fois que notre estomac est rempli à 80 % de sa capacité maximale. »

l'écart qui sépare la fin de l'appétit et l'impression d'avoir trop mangé. C'est d'ailleurs cet écart de 20 % qui distingue ceux qui prennent du poids de ceux qui en perdent. Pour tous les habitants des zones bleues, le repas le plus petit est, contrairement à beaucoup de pays occidentaux, celui de la fin de l'après-midi ou du début de la soirée. Dans tous les cas, les habitants des zones bleues vont s'abstenir de manger après le dernier repas de la journée, et pour le reste de la soirée.

5. Vive les fèves !

Cela peut paraître surprenant, mais les aliments les plus prévalents dans la diète des centenaires partout dans le monde sont les fèves : soya, noire, lentilles, etc. Elles remplacent très souvent les viandes comme sources de protéines. Cela dit, lorsqu'il y a consommation de viande dans les zones bleues, ce sera avant tout de la viande blanche comme le poulet, le porc et surtout le poisson. Il n'y a pas de place, ou très peu, pour la viande rouge dans cette alimentation prolongévité.

6. Vin ou bière ?

Tous les habitants des zones bleues, à l'exception des adventistes californiens, consomment de l'alcool modérément, mais régulièrement. C'est d'ailleurs une caractéristique fondamentale de la diète méditerranéenne qui est associée à une atténuation marquée du risque relatif de plusieurs pathologies comme les maladies cardiovasculaires, les cancers et la démence de type Alzheimer. Étrangement, les buveurs modérés vivent plus longtemps que les non-buveurs. On parle ici de un ou deux verres de vin (ou de bière) aux repas. Et non, il est inutile de sauvegarder vos rations hebdomadaires pour en prendre quatorze le samedi soir ! Ça ne fonctionne pas !

7. Demeurer en famille le plus longtemps possible.

Pour l'ensemble des zones bleues étudiées, il est clair que les centenaires qui vivent le plus longtemps sont ceux qui ont eu l'occasion de vivre en famille le plus longtemps. Il semble que la relation soit bilatérale, car on note aussi une augmentation de l'espérance de vie moyenne des enfants dont le grand-père vit à la maison. Souvenez-vous de Jeanne Calment, qui ne s'est finalement résignée à s'installer dans une résidence pour personnes âgées qu'à l'âge de 110 ans. Auparavant, elle a habité avec des membres de sa famille et de sa belle-famille pendant plusieurs décennies.

Évidemment, il s'agit ici d'un survol des particularités qui semblent distinguer ce groupe restreint de communautés à la longévité anormalement élevée. Les scientifiques se sont intéressés de plus près aux particularités biologiques et alimentaires qui caractérisent ces communautés en utilisant des méthodes d'analyse qui se veulent plus quantitatives que qualitatives. Et ils ont fait des observations surprenantes.

Les habitants de la petite île d'Icarie, située à 60 kilomètres des côtes de la Turquie, ont une espérance de vie moyenne hors de l'ordinaire. Le tiers des résidants atteignent l'âge vénérable de 90 ans, et les taux de cancer y sont de 20 % moins élevés que chez les Européens voisins. Ils ont un taux de risque cardiaque inférieur de 50 % à la moyenne occidentale, et la présence de maladie d'Alzheimer est quasi inexistante dans cette population. Il a été observé que les Icariens ont cette drôle d'habitude de ramasser des herbes mélangées dans leur jardin et d'en faire une tisane de soirée ou un thé aromatisé du matin. Or l'analyse pharmacologique de ces herbes révèle qu'elles sont composées en grande partie de molécules diurétiques, c'est-à-dire qui font uriner. Ce faisant, le corps élimine toute une variété de déchets métaboliques dont nous avons tout intérêt à nous débarrasser pour éviter des problèmes de santé à long terme. Mais l'utilisation régulière de ces diurétiques abaisse également la pression sanguine. Et nous l'avons vu, une pression sanguine élevée soutenue a de graves conséquences sur la fonction cardiaque, de même que sur les risques d'accidents vasculaires cérébraux et la démence de type Alzheimer. C'est donc en principe un excellent effet secondaire !

Évidemment, ces observations sont pour le moment corrélationnelles ; il ne s'agit pas d'études scientifiques répliquées et validées. En revanche, elles confirment plusieurs des hypothèses scientifiques associées à la longévité dont nous avons discuté dans cet ouvrage.

Qu'il s'agisse de la restriction calorique et de ses bénéfices sur la longévité, de la réduction de maladies chroniques comme le cancer et les maladies cardiaques, d'une gestion active du stress journalier, d'une alimentation caractérisée par une consommation réduite de viande rouge, on voit bien que plusieurs des attributs associés au style de vie de ces communautés (qui sont naturellement enrichies de centenaires) sont tout à fait cohérents avec les données scientifiques sur la longévité obtenues avec les animaux de laboratoire.

ET SI NOUS, LES HUMAINS, TIRIONS AVANTAGE DES PROGRÈS MÉDICAUX DES CINQUANTE DERNIÈRES ANNÉES ?

Nous avons vu que, au moment où les Occidentaux atteignent l'espérance de vie moyenne de leur pays, plus de 90 % d'entre eux souffrent d'au moins une maladie chronique comme le diabète, le cancer, l'hypertension ou l'une des maladies cardiovasculaires. Dans ce contexte, on comprendra qu'il est tout à notre avantage de réduire l'ensemble des facteurs de risque menant à ces maladies chroniques en adoptant des changements significatifs quant au style et à l'hygiène de vie typiquement occidentaux.

La *China Study*, cette étude très rigoureuse effectuée en Chine dans les années 2000, a permis aux chercheurs de cartographier et d'identifier l'ensemble des maladies qui frappent les populations rurales de la Chine en fonction de leur statut socioéconomique. Cette étude a tiré avantage du fait que ce pays connaissait au tournant du millénaire une croissance économique incroyable qui a mené à la création de classes sociodémographiques distinctes qui se répartissaient entre la côte est du continent, riche en villes modernes et actives, et la portion plus continentale de l'ouest du pays, plus rurale.

Ainsi, les chercheurs ont identifié des maladies qui découlent plutôt de la richesse collective et d'autres qui, au

Parmi les maladies repérées chez les riches (qui sont appelées les maladies liées aux extravagances nutritionnelles), on compte notamment les cancers du côlon, du poumon, du sein puis du cerveau chez l'enfant, de même que les cancers de l'estomac et du foie chez l'adulte.

contraire, sont associées à la pauvreté et à la ruralité. Parmi les maladies repérées chez les riches (qui sont appelées les maladies liées aux extravagances nutritionnelles), on compte notamment les cancers du côlon, du poumon, du sein puis du cerveau chez l'enfant, de même que les cancers de l'estomac et du foie chez l'adulte. De l'autre côté de la médaille, parmi les maladies de la pauvreté (maladies liées aux déficiences nutritionnelles et aux problèmes sanitaires), on compte la pneumonie, l'obstruction intestinale, les ulcères, les maladies digestives diverses, la tuberculose (qui a presque disparu en Occident), les maladies cardiaques rhumatismales (infectieuses), les maladies endocriniennes autres que le diabète et, finalement, les maladies associées à la grossesse.

On aperçoit clairement qu'il existe une disparité incroyable dans la nature même et la gravité des maladies observées dans la Chine rurale d'aujourd'hui, particulièrement en fonction de la situation socioéconomique des habitants de ces régions. De fait, quand on examine la distribution des maladies chroniques liées à l'alimentation et celles qui sont associées aux infections, on voit rarement des superpositions géographiques. Par exemple, l'une des régions de la Chine qui montre le plus haut taux de pneumonie infectieuse n'a qu'une très faible prévalence de cancer du sein, mais a une forte incidence de maladies parasitiques. En Occident, la maladie au plus fort taux de mortalité, la maladie coronarienne, est tout aussi prévalente dans les régions où sévit le cancer du sein.

Les maladies coronariennes sont relativement rares dans la plupart des sociétés dites en développement. Cela n'est pas uniquement dû au fait que les gens meurent plus jeunes dans ces régions du monde, évitant ainsi les maladies à forte prévalence en Occident. En fait, ces comparaisons démographiques sont effectuées sur la base des taux standardisés en fonction de l'âge, ce qui signifie que des gens du même âge sont comparés dans les différentes régions étudiées.

Ces constats ne sont pas récents. La communauté scientifique est bien au fait de ces particularités démographiques depuis déjà quelques décennies. Ce qui est singulier dans la Chine contemporaine, c'est que cette population dont le développement économique s'est accéléré de façon très marquée au cours de la dernière décennie (10 % par année depuis dix ans) permet de comparer des sous-groupes populationnels qui ont accumulé rapidement de la richesse affectant leurs habitudes alimentaires, leur style et leur hygiène de vie, de même que l'environnement sanitaire où ils évoluent. Ainsi, les Chinois dont la richesse croît rapidement sont de plus en plus touchés par des maladies occidentales associées à la richesse et la nutrition, par opposition aux maladies de la pauvreté, qui sont essentiellement caractérisées par des infections de toutes sortes.

Les chercheurs qui ont analysé la prévalence des maladies associées à la richesse dans les pays occidentaux en fonction de la diète et des habitudes de vie ont découvert que le plus fiable de tous les prédicteurs des maladies occidentales est le cholestérol sanguin.

Rappelons qu'il existe deux formes distinctes de cholestérol : celui qui provient de la diète, de la nourriture que nous consommons, et celui qui circule dans notre sang et est fabriqué presque exclusivement par notre foie. Bien qu'identiques du point de vue structurel et chimique, ces deux formes de cholestérol ne sont pas tout à fait pareilles. On peut dire que la situation est très semblable avec les graisses, car celles qui sont fabriquées par votre corps sont très différentes, du point de vue chimique, de celles que vous consommez sur vos rôties le matin, de la margarine ou du beurre.

En d'autres termes, il est faux de prétendre que les graisses et le cholestérol de notre diète sont directement responsables du taux des graisses et du cholestérol sanguin. La façon dont notre corps fabrique les graisses est très complexe et comprend des dizaines de réactions enzymatiques et chimiques. C'est en raison de cette complexité et du contrôle homéostatique sévère exercé par notre corps que le cholestérol dérivé de la diète (ou des graisses) est très différent des molécules présentes dans notre sang. Une illustration directe de cet état de fait est l'observation que, dans la Chine rurale, les taux de cholestérol sanguin sont nettement inférieurs aux taux de cholestérol moyen des populations occidentales, alors même que les maladies cardiaques y sont plus prévalentes. Les taux de cholestérol circulant chez ces populations chinoises, bien qu'inférieurs aux normes dites sécuritaires dans les populations occidentales, représentent tout de même un facteur de risque élevé de cancers et de maladies cardiaques chez ces personnes.

> En d'autres termes, il est faux de prétendre que les graisses et le cholestérol de notre diète sont directement responsables du taux des graisses et du cholestérol sanguin.

C'est donc dire que chaque population possède sa propre zone sécuritaire en fonction de laquelle les taux de cholestérol circulant doivent être ajustés tout au long de la vie. L'un des constats les plus frappants de la *China Study* est sans aucun doute le fait qu'une réduction du cholestérol circulant de 170 mg par décilitre à 90 mg par décilitre a eu pour effet de réduire de façon significative l'incidence des cancers du foie, du rectum, du côlon, du poumon, du sein, du cerveau, de l'estomac et de l'œsophage, ainsi que la leucémie chez l'enfant et l'adulte. Cette réduction est le résultat de changements alimentaires avec ou sans médicament hypocholestérolémiant. Comme vous le remarquerez, c'est une liste exhaustive de maladies chroniques qui peut surprendre, car la plupart des Occidentaux ont tendance à associer le cholestérol aux maladies cardiovasculaires et pas nécessairement au cancer !

On voit bien, par les résultats obtenus par les scientifiques, qu'il est possible d'effectuer des ajustements à notre style de vie et à nos habitudes alimentaires afin de minimiser les répercussions qu'aura notre environnement sur la qualité de nos dernières décennies de vie et sur la prévalence des maladies chroniques qui sont normalement associées à un mode de vie occidental. Voici donc une liste de suggestions visant à améliorer votre hygiène de vie et basée sur les progrès scientifiques et médicaux des cinquante dernières années. Elles cherchent à atténuer significativement un certain nombre de facteurs de risque liés aux maladies traditionnelles du vieillissement.

Suggestions d'ordre général et médical

1. Surveiller sa pression sanguine annuellement et, au besoin, ajuster les paramètres par les traitements appropriés.
2. Surveiller son cholestérol sanguin (HDL, LDL, triglycérides) au moins tous les cinq ans, et annuellement après l'âge de 50 ans.
3. Passer un examen physique annuel auprès de son médecin.

4. Faire effectuer une analyse de la densité minérale osseuse, et cela, au moment de la ménopause pour les femmes, à l'âge de 60 ans pour les hommes, et tous les cinq ans ensuite pour toutes les personnes.
5. Faire effectuer un échocardiogramme et un électrocardiogramme à l'âge de 50 ans, puis tous les cinq ans.
6. Faire effectuer un examen des yeux par un ophtalmologiste tous les deux ou trois ans, de même qu'un examen de l'audition après l'âge de 60 ans.
7. Faire effectuer une analyse du glucose sanguin à jeun dès l'âge de 40 ans, et tous les deux ans ensuite.

SUGGESTIONS PERTINENTES QUANT AU CANCER

1. Toutes les femmes devraient effectuer un autoexamen mensuel des seins et subir un examen médical annuel dès l'âge de 45 ans. La mammographie annuelle demeure aujourd'hui recommandée par une majorité de médecins à partir de cet âge.
2. Tous les hommes devraient subir un examen médical annuel de la prostate à partir de l'âge de 40 ans. On suggère aussi une analyse annuelle des taux circulants de PSA – un marqueur biologique de risque du cancer de la prostate. Dans ce cas, ce n'est pas tellement le taux précis qui importe, mais bien l'évolution des concentrations au fil des années.
3. Hommes et femmes devraient planifier une colonoscopie tous les cinq ans à partir de l'âge de 50 ans, ainsi qu'une analyse du sang dans les selles au même moment.
4. Il est suggéré aux femmes, à partir de l'âge de 21 ans, de passer un test PAP à intervalles réguliers pour déterminer le taux de risque du cancer utérin. Il est recommandé de le passer tous les trois ans.
5. Il est fortement recommandé, au moment de l'examen médical annuel, d'effectuer un autoexamen de la peau sur l'ensemble de notre corps et de faire part au médecin de

toute anomalie, dont l'apparition ou l'augmentation en volume de taches sombres.

SUGGESTIONS D'ORDRE IMMUNITAIRE

1. La communauté médicale nord-américaine recommande une vaccination contre le tétanos une fois tous les dix ans. Cette recommandation est particulièrement indiquée pour les gens qui voyagent régulièrement.
2. Ces dernières années est apparu un vaccin efficace contre le zona. Il réduit considérablement l'incidence de cette maladie extrêmement pénible qui provoque des douleurs cutanées sévères.
3. Le pneumovax, un vaccin efficace contre les bactéries provoquant les pneumonies chez l'adulte, est disponible depuis quelques années. Il est recommandé pour les gens de 50 ans et plus. Il doit cependant être administré à nouveau chez les gens âgés de 65 ans et plus.
4. Le vaccin annuel contre la grippe de type influenza est recommandé par les autorités de santé publique occidentales, et particulièrement les Centers for Disease Control and Prevention (CDC) américains. Il est fortement recommandé pour les enfants, les personnes âgées, les femmes enceintes et les personnes souffrant de maladies chroniques.
5. La disponibilité récente de nouveaux vaccins contre le virus du papillome humain permet aux jeunes personnes – femmes et hommes – de prévenir des infections susceptibles de déclencher un cancer secondaire. Il n'est pas recommandé au-delà de l'âge de 35 ans.

Voilà donc une liste exhaustive d'actions médicales disponibles dans la plupart des pays occidentaux et qui permettent de réduire significativement plusieurs facteurs de risque susceptibles de mener à l'apparition de l'une ou l'autre des maladies chroniques responsables de la mortalité occidentale contemporaine. Bien sûr, ces recommandations sont basées sur des données démographiques à partir desquelles les scientifiques ont déterminé un risque de maladie moyen. Si le vôtre est augmenté en raison d'un historique familial ou génétique, ou bien par un style de vie à haut risque, il est très fortement recommandé de consulter votre médecin afin de prendre la situation en main. Étrangement, plusieurs des facteurs de risque associés aux maladies chroniques dont nous discutons dans cet ouvrage ont en quelque sorte une « date d'activation ». C'est-à-dire que vous pouvez vivre une vie tout à fait normale sans que ces facteurs de risque se manifestent. Toutefois, lorsque vous passez un certain âge, ils éclosent et prennent lentement possession de l'équilibre biologique de votre corps. Vous pouvez ignorer cet état et ne rien faire, libre à vous. Mais vous pouvez aussi prendre un rigoureux contrôle de la situation et tenter de minimiser ces facteurs de risque de façon à atténuer et même à éliminer les maladies chroniques qui émergeront dans les années et décennies à venir. Il y a deux cents ans, nos ancêtres avaient une espérance de vie d'à peine 40 ans et n'avaient pas le luxe de pouvoir y changer quoi que ce soit. Les avancées récentes de la médecine et surtout une meilleure compréhension du rôle de l'environnement et de nos habitudes de vie nous donnent les outils nécessaires pour minimiser ces maladies pénibles qui gâchent généralement les dernières décennies de notre vie. Cela dit, je ne peux vous garantir que vous deviendrez centenaire si vous adhérez à ce mode de vie proactif, mais je peux vous promettre que vous aurez une meilleure qualité de vie pendant vos dernières années de sagesse. Si vous combinez ces suggestions à une alimentation saine et équilibrée et à des exercices modérés réguliers, il y a fort à parier que vous prendrez le contrôle des principaux facteurs de risque qui hantent notre société occidentale riche.

Et si le grand secret résidait dans la personnalité ?

Dans leur magnifique étude sur les centenaires français [2], les professeurs Michel Allard et Jean-Marie Robine nous apprennent que la composante psychologique joue un rôle prépondérant dans la longévité des centenaires. Afin d'évaluer et de quantifier cette composante, les chercheurs ont tenté de définir la personnalité de plusieurs dizaines de centenaires d'après l'opinion de leurs proches. Six échelles distinctes ont été utilisées pour paramétrer et caractériser des aspects précis de la personnalité. On a demandé aux proches de centenaires de caractériser ces derniers en utilisant les binômes suivants : calme ou anxieux ; communicatif ou renfermé ; gai ou triste ; optimiste ou pessimiste ; tolérant ou intolérant.

Les résultats obtenus sont très intéressants. Ainsi, les centenaires sont jugés, en général, plutôt calmes, communicatifs, gais, optimistes et très tolérants. Ces qualités sont généralement plus prononcées chez les hommes centenaires que chez les femmes. En complément de réponse, les proches ont souligné le bon caractère du centenaire. Il est généralement jovial, facile à vivre, social et optimiste. Plusieurs personnes interrogées signalent que le

> Ainsi, les centenaires sont jugés, en général, plutôt calmes, communicatifs, gais, optimistes et très tolérants.

centenaire aime rire et même souvent danser. Pour environ le quart des centenaires, une deuxième notion se dégage : la personne est jugée déterminée et parfois autoritaire, volontaire et certainement décidée. Pour une minorité de proches, les centenaires sont des personnes égotistes ayant souvent mauvais caractère. Et, contrairement à la croyance populaire, seulement une très petite minorité de proches pensent que la religion et la foi sont importantes pour les centenaires.

Les médecins ont aussi demandé directement aux centenaires quelle était leur opinion quant à cette réalisation rarissime. À partir de quelque six cents dossiers répertoriés, trois questions principales leur ont été posées : « Comment avez-vous fait pour être centenaire ? Y a-t-il un secret ? Avez-vous des conseils ou des recettes à donner pour devenir centenaire ? »

Lorsque les chercheurs ont analysé leurs réponses, une grande similitude et une certaine cohérence sont apparues. L'explication de la grande longévité est souvent anecdotique et très variable d'un centenaire à l'autre. En général, ils disent ne pas trop savoir pourquoi ni comment ils sont devenus centenaires. Les réponses du genre « pas de secret, pas de recette, pas de conseil » étaient les plus fréquentes. Toutefois, selon leurs propres aveux, les centenaires admettent volontiers avoir eu une vie ordinaire, sans excès ni abus particuliers, sans privation non plus. Souvent, on retrouve une notion de joie de vivre, de gaieté, une capacité d'avoir su profiter du bonheur et de l'existence. Une des constantes qui émergent est la notion du travail. C'est une déclaration qui revient souvent : « J'ai beaucoup travaillé, une dure vie de labeur, je n'ai jamais arrêté de travailler, le travail a été toute ma vie. »

Il faut se rappeler que ces gens qui étaient centenaires au tournant du millénaire et qui ont donc vécu presque toute leur vie au XXe siècle ont connu à un âge très tardif les congés payés, les semaines de quarante heures et même les fonds de pension. Il est surprenant de constater que, lorsqu'on les interroge directement sur leur régime alimentaire, à peine 3 %

affirment que c'est l'alimentation qui est responsable de leur longévité. Il n'est donc pas surprenant qu'il n'y ait pas de centenaires qui donnent les mêmes conseils à ce sujet. Pour l'un, c'est la consommation de miel chaque matin qui importe. Pour l'autre, c'est de ne jamais boire de lait. Pour un troisième, c'est s'abstenir de boire tout alcool, alors que pour le quatrième, c'est justement la consommation de vin en mangeant qui importe le plus !

Dans la plupart des grandes études sur les centenaires qui ont été effectuées dans le monde au tournant du siècle, que ce soit en Suède, en Allemagne, en France, au Danemark ou au Japon, on constate avec étonnement à quel point les explications se chevauchent alors qu'il s'agit de cultures et de sociétés plus ou moins proches les unes des autres. La notion de travail, la régularité et la tempérance reviennent sensiblement à la même fréquence dans toutes les études.

Quelle conclusion tirer de ces études dédiées à l'analyse du comportement des centenaires ? Quelle était l'image type du centenaire au tournant du millénaire ?

En fait, le portrait typique ressemble à ceci : il s'agissait d'une femme centenaire. Elle disait avoir travaillé toute sa vie et était d'une nature plutôt gaie, optimiste et confiante en l'avenir. Elle était ouverte sur le monde, mais on la décrivait comme ayant un fort caractère, voire un « sacré » caractère. Peu encline à se plaindre, elle cherchait à plaire et souhaitait qu'on s'intéresse à elle. Elle a vécu sans excès, mais sans privation non plus.

> Peu encline à se plaindre, elle cherchait à plaire et souhaitait qu'on s'intéresse à elle. Elle a vécu sans excès, mais sans privation non plus.

Elle provenait d'une famille qui a un historique générationnel de longévité exceptionnelle. Même si elle se disait ou que ses médecins la disaient en bonne santé, elle souffrait tout de même de maladies chroniques généralement bien contrôlées. Elle avait vécu la majeure partie de sa vie entourée de sa famille, et ce n'est qu'à un âge avancé qu'elle avait dû se résigner à vivre seule. De tous les centenaires qu'elle côtoyait sur une base quotidienne dans la maison de retraite où elle vivait, 80 % étaient des femmes à la peau blanche. La plupart de ces centenaires contemporaines (85 %) vivaient dans les zones urbaines où il y a plus de ressources, d'accessibilité aux soins et un meilleur réseau de transport. En dépit de leur âge avancé, ces centenaires socialisaient, avaient des passe-temps ou des causes qui leur tenaient à cœur. Elles n'hésitaient pas à faire de l'exercice régulièrement, mais sans excès. Bref, c'étaient des personnes qui avaient choisi de ne pas s'effacer de la société, mais de vivre leur vie avec positivisme tout en maintenant un maximum d'interactions sociales avec leur entourage.

Chapitre 10

ET QUAND MA FILLE
AURA 100 ANS ?

Les démographes ont calculé que, parmi les enfants nés en 2015, près de la moitié atteindrait l'âge vénérable de 100 ans. Il n'est pas rare d'entendre ces jours-ci de nombreux reportages qui présentent les aspects négatifs de la vieillesse ou même l'horreur que vivent les personnes âgées en ce XXIe siècle. Plusieurs articles examinent les répercussions négatives du vieillissement de notre population sur les infrastructures hospitalières et plus particulièrement les urgences des hôpitaux. Nombreux sont les journalistes qui nous rappellent qu'il y a trop peu de centres de soins de longue durée adaptés à notre population grandissante de gens âgés. Rappelons que les premiers baby-boomers ont atteint l'âge de la retraite en 2011, il n'y a pas si longtemps. Depuis, on observe à l'horizon l'énorme vague de cette cohorte d'après-guerre que l'on compare à un raz-de-marée.

La question qui revient dans chaque reportage demeure : puisque nous arrivons à peine à gérer la situation aujourd'hui, comment allons-nous gérer celle de demain alors que les services sociaux et les services de santé voient leurs budgets limités et même réduits ? On entend parfois des comparaisons inquiétantes entre ce phénomène démographique hors de contrôle et celui du réchauffement climatique planétaire. Pourtant, on a peine à discerner un plan cohérent national ou international visant à s'attaquer à ce nouveau défi mondial.

De fait, la situation est passablement différente de celle du réchauffement climatique, car dans ce cas les autorités internationales ont mis en place un plan clair, avec des échéanciers réalistes ; concrètement, il ne manque que la volonté de le mettre en place. Quant au vieillissement de la population, c'est loin d'être un phénomène nouveau. On en parle depuis les années 1960. En fait, il est tout à fait possible que nous en ayons trop parlé, trop souvent, depuis trop longtemps. Il n'y a pas ce sentiment d'urgence qu'on observe à propos des changements climatiques.

MAIS QUELLE EST DONC LA SOURCE DU PROBLÈME ?

De fait, la situation est relativement simple. Depuis l'âge de la retraite jusqu'à l'âge de l'espérance de vie moyenne de leur pays respectif, les personnes âgées ne sont pas en très bonne santé par rapport aux jeunes gens de cette même population. Comme nous l'avons vu, la proportion de gens âgés qui, à la retraite, demeureront sans maladie chronique jusqu'à la fin de leurs jours est de moins de 10 %. Bien sûr, s'ils ne perdaient pas leurs capacités physiques et mentales avec l'âge, nous n'aurions pas à dépenser des sommes extraordinaires pour leurs soins de santé. Beaucoup d'entre eux choisiraient fort probablement de rester sur le marché du travail plus longtemps, contribuant ainsi au bien-être et à l'avancement de notre société, plutôt que de devenir, au moment de la retraite, des consommateurs à temps plein qui apportent peu à l'évolution de la société.

Au cours des dernières décennies, les avancées significatives dans la recherche scientifique sur le vieillissement permettent de définir deux constats importants relativement à la longévité humaine accrue. Le premier est qu'un allongement pur et simple de la longévité par des moyens pharmacologiques ou génétiques ne règle en rien l'accumulation probable de plusieurs maladies chroniques avec le temps. Le second veut qu'il soit fort probablement préférable de concentrer nos énergies et nos recherches scientifiques sur l'éradication des déclins fonctionnels associés au vieillissement plutôt que d'ajouter des années de vie marquées par divers problèmes de santé.

Une fois que nous aurons mis sous tutelle l'émergence et la gestion des maladies chroniques de façon qu'elles n'affectent plus la qualité de vie de nos dernières années, nous pourrons alors nous attarder à des méthodes permettant d'ajouter des décennies de longévité en l'absence de maladies chroniques.

Il faut bien comprendre qu'il y a actuellement dans notre société des gens qui n'hésitent pas à émettre des réserves concernant une augmentation significative de la longévité humaine. Parmi les inquiétudes exprimées, il y a évidemment le fait qu'un âge très avancé signifie souvent fragilité physique et psychologique, sans parler des maladies chroniques. Il y a forcément risque de surpopulation, un débalancement exacerbé sur le plan de l'accès aux soins de santé et, fort probablement, une disparité croissante quant à l'accès entre les populations riches et les personnes défavorisées de la planète. Ajoutez à cela l'ennui, ainsi que la possibilité de gouvernements et de dictateurs immuables à longue vie et vous avez un portrait peu flatteur des risques qui nous guettent si notre société ne parvient pas à gérer de façon mature ces avancées scientifiques dans un contexte sociodémographique d'équité et de justice sociale.

Regardons de plus près le type d'intervention qui est actuellement à l'étude dans les différents centres de recherche dans le monde. La plupart de ces équipes de chercheurs se sont donné comme mandat d'améliorer la qualité de la vie en fin de vie, quelle qu'en soit la durée. Ces approches expérimentales sont de deux types différents. D'une part, les chercheurs tentent de déterminer les causes et les traitements des facteurs de risque responsables de l'apparition des principales maladies chroniques liées au vieillissement, qui sont surtout les cancers, les maladies neurodégénératives comme la maladie d'Alzheimer et les maladies cardiovasculaires. À cette fin, des sommes colossales sont englouties annuellement pour identifier les composantes tant génétiques qu'environnementales qui sont à la source de ces maladies. D'autre part, l'autre type de recherche, qui se veut tout aussi ambitieuse, tente de comprendre et de définir les mécanismes régénératifs actifs qui permettront à notre corps et à notre esprit de s'adapter au changement ou à la mort des cellules. On y réfère parfois dans la littérature scientifique et financière comme l'ère nouvelle de la biotechnologie régénératrice. À l'instar de la première approche, celle-ci tente de manipuler pharmacologiquement, ou en utilisant des techniques génétiques très sophistiquées, les mécanismes régénératifs naturels qui sont présents un peu partout dans notre organisme. On parle de la stimulation de notre système immunitaire de façon à mieux combattre les maladies infectieuses d'origine bactérienne ou virale, ou encore de l'activation de processus cellulaires qui facilitent la multiplication des cellules souches et la différenciation en cellules jeunes et hyperfonctionnelles. À titre d'exemple, on sait aujourd'hui que les cellules neuronales de notre cerveau sont incapables de se diviser une fois qu'est atteinte la maturité structurelle du cerveau humain, au début de l'âge adulte. La raison en est bien simple : lorsque nos réseaux neuronaux sont bien établis dans les différentes régions du cerveau, il est impératif de maintenir la complexité du réseau électrique en place, puisqu'il va définir, grâce aux différents processus d'apprentissage, notre personnalité, nos souvenirs et qui nous sommes en tant qu'humain. Ainsi, tout dérèglement de ce réseau complexe par la prolifération impromptue de cellules (comme cela arrive avec un cancer) aura des conséquences majeures sur le fonctionnement du cerveau : perte de la vision ou de l'audition, perte de la capacité à contrôler ses membres, ou encore altération majeure de la personnalité.

Or nous avons découvert récemment qu'il existe dans certains endroits du cerveau une capacité résiduelle, chez l'adulte, de réactiver des cellules souches dormantes et de leur attribuer de nouvelles fonctions biologiques normalement assignées au cours du développement embryonnaire. Cette récapitulation physiologique, dans le cerveau adulte, de mécanismes biologiques normalement réservés à l'embryon permet pratiquement de remplacer des cellules neuronales mortes par de nouvelles cellules du même type, dérivées des cellules non différenciées dormant dans le cerveau depuis des décennies. L'une des régions les plus riches du cerveau en cellules non différenciées et capables de se transformer en neurones fonctionnels est l'hippocampe – l'un des centres coordinateurs responsables de la mémoire et de l'apprentissage chez l'humain. C'est aussi une région du cerveau

On a donc découvert qu'il est possible, pour la région de l'hippocampe, de fabriquer de nouveaux neurones, de nouveaux circuits électriques, à partir de cellules souches dormant dans sa structure depuis des décennies si la personne concernée fait régulièrement de l'exercice physique.

responsable de la production indirecte et de la gestion des hormones du stress dans notre sang. On a donc découvert qu'il est possible, pour la région de l'hippocampe, de fabriquer de nouveaux neurones, de nouveaux circuits électriques, à partir de cellules souches dormant dans sa structure depuis des décennies si la personne concernée fait régulièrement de l'exercice physique.

Nous l'avons répété, l'alimentation et l'exercice physique sont deux des facteurs les plus importants de protection contre les maladies cardiovasculaires, les cancers, les démences dont la maladie d'Alzheimer et de nombreuses autres maladies chroniques. Les bénéfices de l'exercice physique dépassent de loin le simple bénéfice musculaire et respiratoire ; l'exercice physique entraîne des changements biologiques profonds dans un organe qui sert carrément de chef d'orchestre au bon fonctionnement de notre corps. Le fait que l'exercice physique puisse enclencher la prolifération cellulaire et la différenciation de cellules souches en neurones fonctionnels, dans une région critique qui contrôle le processus physiologique de la réponse au stress, montre à quel point une simple promenade, trois ou quatre fois par semaine, peut avoir des répercussions positives sur l'ensemble de notre corps et sa capacité à s'adapter à l'âge et au temps.

J'évoque le rôle du stress et son lien avec la prolifération de certaines cellules dans notre cerveau de façon tout à fait intentionnelle. Les chercheurs travaillent depuis des années pour comprendre l'action fonctionnelle et biologique du stress (qu'il soit bon ou mauvais) et son rôle dans le processus normal de vieillissement. On sait par exemple qu'au fil du temps les rongeurs vont perdre la capacité de contrôler le métabolisme des hormones de stress de telle sorte que nous voyons augmenter systématiquement les concentrations sanguines des principales hormones de stress, les glucocorticoïdes, dans la deuxième portion de leur vie naturelle. Or, ces hormones de stress, lorsqu'elles sont présentes en grande concentration, interfèrent activement avec la capacité naturelle du cerveau à stimuler le processus de réinnervation cérébrale qui permet au cerveau de reconstruire des réseaux neuronaux endommagés à la suite du vieillissement ou d'une maladie neurodégénérative. Bien que le cerveau soit normalement incapable de remplacer ces cellules neuronales mortes, il lui est tout à fait possible d'utiliser les cellules neuronales résiduelles avoisinantes en les stimulant à fabriquer de nouveaux circuits électriques. Ce mécanisme de réparation compensatoire s'appelle la réinnervation réactive. Lorsque les taux d'hormones de stress augmentent avec le vieillissement, elles interfèrent avec ce mécanisme de réparation et empêchent le cerveau de construire de nouveaux réseaux neuronaux compensatoires.

Toutefois, les chercheurs ont démontré que si on retire les glandes responsables de la production des hormones de stress, qu'on appelle les surrénales, et qu'on introduit pharmacologiquement des concentrations faibles d'hormone de stress chez ces animaux âgés, la capacité de réinnervation compensatoire revient à la normale et est comparable à ce que l'on observe chez de jeunes animaux en santé. On voit là un bel exemple d'une situation où l'incapacité de notre corps vieillissant à s'adapter aux changements environnementaux mène à une augmentation progressive d'hormones de stress qui sont normalement utiles pendant les premières années de la vie, mais qui, au fil des décennies chez l'humain (ou au fil des mois chez les rongeurs), interfèrent avec la capacité naturelle du cerveau de se réparer et de faire face auxdits changements environnementaux.

Il existe une autre hormone qui subit les affres du temps un peu à la manière des glucocorticoïdes, mais dans l'autre sens. Il s'agit de l'œstrogène, l'hormone féminine responsable de la gestion de la fécondité chez la femme. Nous savons depuis des lustres que les femmes qui atteignent la cinquantaine perdent progressivement la capacité d'avoir un cycle menstruel régulier et donc de se reproduire. C'est ce qu'on appelle la ménopause. Concrètement, il s'agit d'une horloge biologique qui mesure la capacité de la femme d'avoir des enfants de façon sécuritaire.

L'arrivée de la ménopause s'accompagne de la perte de l'œstrogène qui, en plus de coordonner le cycle menstruel, a aussi des effets biologiques multiples, dont la capacité de moduler le processus de réinnervation neuronale dans le cerveau. De nombreuses études ont démontré qu'en l'absence d'œstrogène il est extrêmement difficile pour le cerveau de coordonner les mécanismes moléculaires nécessaires à la reconstruction de nouvelles connexions synaptiques entre les neurones. De la même manière, lorsqu'on soumet des animaux de laboratoire qui sont techniquement en ménopause à des concentrations circulantes d'œstrogène équivalentes à celles des jeunes animaux, on voit réapparaître la capacité régénératrice du cerveau et la reconstruction active de nouveaux circuits électriques.

Vous ne serez donc pas surpris d'apprendre que la réintroduction de l'œstrogène chez les femmes immédiatement après la ménopause est associée à un risque réduit de développer des maladies chroniques comme l'Alzheimer ou des maladies cardiovasculaires. Il y a cependant un bémol : les femmes qui ont un historique familial de cancer du sein, de l'utérus ou des ovaires devraient éviter la prise d'œstrogène après la ménopause, car elle augmente de façon marquée le risque de cancer chez ces femmes.

Il s'agit encore une fois d'une belle démonstration de notre capacité à moduler des phénomènes physiologiques régénératifs présents normalement chez l'humain plus jeune, mais qui au cours des décennies tendent à s'atténuer et même à disparaître, dans certains cas. Il est donc tout à fait pensable et scientifiquement crédible d'utiliser les nouvelles techniques de biologie moléculaire et de génétique pour reprogrammer certaines de nos cellules afin qu'elles assument des fonctions qui se sont atténuées avec le temps.

La recherche sur les cellules souches – des cellules mères qui n'ont aucune spécialisation – nous permet de croire qu'il sera même possible, dans un avenir assez proche, de les insérer dans des organes malades de façon à permettre le remplacement des cellules mortes par de nouvelles cellules qui prendront les mêmes fonctions physiologiques que celles qui ont disparu. On peut appeler cela de la transplantation personnalisée. La recherche en laboratoire sur des modèles animaux mimant différentes maladies est extrêmement encourageante et laisse croire qu'il sera bientôt possible de transférer cette approche à l'humain sur une grande échelle.

Les études humaines sont peu nombreuses et très préliminaires, mais déjà on voit poindre la possibilité de remplacer littéralement des parties d'organes malades. Il reste toutefois des obstacles techniques et éthiques à surmonter, particulièrement quant à l'origine des cellules souches qui pourront être utilisées dans l'expérimentation humaine. Les premières études faisaient usage de cellules dérivées d'embryons humains issus d'avortements. Évidemment, cela a créé une controverse d'ordre éthique et religieux. Ces dernières années, nous avons identifié différentes sources de cellules souches beaucoup moins problématiques. Il s'agit entre autres de cellules dérivées du cordon ombilical, qui autrefois était détruit après la naissance. Il est aussi possible d'extraire des cellules souches de la moelle épinière et de les transformer en laboratoire pour un usage curatif.

L'approche dite régénératrice s'appuie sur de nombreuses avancées technologiques et médicales qui permettront de stimuler le corps à transplanter ou à se fabriquer lui-même des cellules que nous reprogrammerons pour effectuer les tâches propres à l'organe malade.

Finalement, il existe une technique hautement controversée, en ce XXIe siècle, qui s'appelle le clonage. Il s'agit d'extraire le matériel génétique d'une personne, de l'introduire dans un ovule fonctionnel et de le réimplanter dans l'utérus d'une mère porteuse de façon à créer un être identique au donneur de matériel génétique. C'est en quelque sorte une méthodologie qui permet de faire une copie identique de la personne originale. Cette technique a été utilisée avec succès pour l'élevage d'animaux et fonctionne parfaitement aujourd'hui avec la brebis, le bœuf et les principaux animaux de laboratoire.

Initialement, on avait observé un problème technique majeur chez la première brebis clonée : alors qu'elle était à peine adolescente, elle montrait des signes clairs de vieillissement accéléré, tant sur le plan de sa musculature que dans ses autres organes majeurs. C'est un peu comme si le clone avait rapidement rattrapé l'âge du donneur de matériel génétique en activant de façon prématurée le compteur du vieillissement. Depuis cette première britanno-canadienne des années 1990, les techniques de clonage se sont affinées et ce problème de vieillissement prématuré est maintenant réglé. Il est donc aujourd'hui possible de créer en laboratoire un ou plusieurs organes parfaitement compatibles avec les donneurs de matériel génétique, qui pourraient être transplantés lorsqu'un organe tomberait malade ou serait affecté de dégénérescence.

Ce scénario de science-fiction des années 1970 est dorénavant tout à fait concevable grâce aux progrès scientifiques effectués ces trente dernières années. Officiellement, nous ne sommes pas encore parvenus à créer un clone humain. Bien que les barrières éthiques, religieuses et légales soient nombreuses et très imposantes, des équipes de chercheurs en Chine ont réussi à corriger, dans des cellules embryonnaires humaines, des gènes défectueux aux conséquences mortelles. Il ne reste qu'un pas à franchir pour modifier génétiquement des embryons humains porteurs d'anomalies génétiques susceptibles de causer un jour des maladies chroniques ou mortelles. Il est fort probable que, d'ici à trente ans, nous soyons à même de constater l'émergence de grands débats de société autour de cette notion et de celle de la longévité génétiquement programmable. Ces questions vont révolutionner la médecine moderne et la guérison de maladies incurables.

Si nous nous projetons cinquante ans dans l'avenir, il est tout à fait plausible que nous ayons régulièrement l'occasion, pendant notre vie, de subir des interventions médicales conçues pour atténuer les effets négatifs du vieillissement normal, un peu à l'image de nos visites chez le dentiste : nous procédons à des interventions régulières pour atténuer l'effet du vieillissement sur notre dentition, de façon à garder notre bouche en santé le plus longtemps possible. Il est peu probable qu'on parvienne d'ici là à stopper complètement le processus de vieillissement, ni à le renverser chez les personnes plus âgées. Cependant, il y a fort à parier que nous pourrons prescrire des interventions ciblées qui agiront sur l'un des multiples processus biologiques qui causent les dégénérescences associées à l'âge.

> Cependant, il y a fort à parier que nous pourrons prescrire des interventions ciblées qui agiront sur l'un des multiples processus biologiques qui causent les dégénérescences associées à l'âge.

De plus, grâce aux avancées génétiques, on peut penser qu'il sera possible d'éliminer, ou à tout le moins de contrôler, les principaux facteurs de risque des maladies chroniques décrites dans cet ouvrage. Il n'est qu'à penser au taux de mortalité, en Amérique du Nord, qui ne cesse de diminuer depuis les années 1990 pour ce qui est des maladies cardiovasculaires, des maladies infectieuses comme le sida, ou de certains cancers comme ceux du côlon, du sein et de la prostate. En revanche, dans le cas de la maladie d'Alzheimer, pour laquelle nous avons lamentablement échoué à découvrir des traitements curatifs ou de prévention, force est de constater qu'elle est en forte expansion (50 % plus de mortalité entre les années 2000 et 2006), parce que la population vieillit inexorablement et parce que l'espérance de vie augmente significativement de décennie en décennie.

QUELLE SERA L'ESPÉRANCE DE VIE MOYENNE, EN 2117,
QUAND MA FILLE AURA 100 ANS ?

Pourquoi ne pas nous amuser un peu et tenter d'anticiper
ce que sera l'espérance de vie dans une centaine d'années ?
Pour ce faire, nous devons émettre quelques hypothèses. Tout
d'abord, présumons que nous maintiendrons le cap concernant l'addition de deux années d'espérance de vie tous les
dix ans, comme c'est le cas depuis les années 1970. Cela nous
donne une espérance de vie moyenne d'environ 92 ans en
2117, et un nombre de centenaires onze fois supérieur au
nombre actuel : donc, des 450 000 cas de centenaires estimés
aujourd'hui, pour l'ensemble de la planète, nous passerons à
environ 5 millions de centenaires !

Ce chiffre représente plus de cent fois le nombre de centenaires estimé en 1911. Le Japon et la Chine, en particulier,
devraient afficher la plus forte prévalence de centenaires du
monde. C'est au Japon qu'on a observé la plus forte augmentation de la prévalence des centenaires ces dix dernières années,
une augmentation de plus de 400 %.

D'ici au XXIIe siècle, on peut s'attendre à une amélioration
de la prévention et des traitements des principales maladies
chroniques liées au vieillissement telles que le cancer, les
neurodégénérescences et les maladies cardiaques.

Il existe déjà une série d'études scientifiques qui ont examiné les répercussions socioéconomiques qu'aurait la guérison
de certaines maladies sur la croissance économique régionale.
On a déterminé que l'élimination complète de la malaria dans
la région subsaharienne augmenterait le produit intérieur brut
de plus de 2,6 % par année dans les pays africains touchés,
alors que les simulations mathématiques indiquent une augmentation de l'espérance de vie moyenne de plus de six ans.

L'incidence du développement d'un médicament de type
curatif sur la prospérité économique et l'espérance de vie a été
particulièrement bien documentée dans la période qui a suivi
la Seconde Guerre mondiale. Grâce entre autres à la découverte

de la pénicilline et à sa production en masse au milieu des années 1940, c'est à cette époque qu'on a observé les gains les plus importants sur le plan de l'espérance de vie. La découverte de la streptomycine, quelques années plus tard, a pratiquement permis d'éliminer la tuberculose du monde occidental dans les années 1950. C'est aussi à cette époque qu'on a mis au point les premiers antibiotiques efficaces qui sont encore utilisés aujourd'hui pour traiter la pneumonie, le choléra, les infections transmissibles sexuellement et la dysenterie, ainsi que de nombreux vaccins ciblant la fièvre jaune.

On peut vraisemblablement anticiper le même type de bénéfices si on croit que la recherche médicale parviendra à réduire significativement, ou même à éliminer, les principales maladies chroniques du vieillissement qui aujourd'hui entachent la période dorée de la retraite. De récentes données américaines montrent qu'une personne âgée de 75 ans aujourd'hui qui ne souffrira d'aucune maladie chronique vivra en moyenne 17,3 années de plus, soit jusqu'à 92 ans. À l'inverse, une personne du même âge qui souffrira de cinq maladies chroniques vivra cinq années de moins. Bien sûr, la nature de la maladie chronique qui affectera la personne aura une forte incidence sur la qualité des dernières années de vie.

Ainsi, on estime qu'une personne âgée de 67 ans souffrant de maladies cardiovasculaires devrait vivre au moins 21,1 années de plus en moyenne, alors qu'une autre du même âge, mais atteinte de la maladie d'Alzheimer, vivra tout au plus une dizaine d'années supplémentaires.

> De récentes données américaines montrent qu'une personne âgée de 75 ans aujourd'hui qui ne souffrira d'aucune maladie chronique vivra en moyenne 17,3 années de plus, soit jusqu'à 92 ans.

Statistiquement, on peut affirmer que notre espérance de vie sera réduite de 1,8 an pour chaque maladie chronique additionnelle qui nous affectera.

Or, en 2016, les scientifiques estiment que les Occidentaux qui décèdent autour de l'espérance de vie moyenne de 80 à 82 ans souffrent de trois à cinq maladies chroniques plus ou moins graves au moment de leur décès. Si on extrapole, il n'est pas impossible que dans quelques décennies l'élimination systématique de la plupart de ces maladies ou de leurs facteurs de risque principaux nous permette de gagner de six à dix ans de longévité caractérisée par une qualité de vie nettement supérieure à ce qu'on a connu à la fin du XXe siècle et en ce début du XXIe siècle. Nous voilà donc de nouveau à une espérance de vie de 92 ans au tournant du prochain siècle, avec de nombreux, de très nombreux centenaires dans notre entourage.

Si nous poursuivons notre exercice d'anticipation, nous pouvons facilement ajouter à ces avancées médicales quelques progrès bio-informatiques et robotiques qui nous permettront de remplacer ou d'atténuer la perte de la vision et de l'audition associée à l'âge, et de créer des membres prosthétiques robotisés. Les pancréas artificiels de même que les reins fabriqués en laboratoire à partir de cellules souches seront chose commune, au XXIe siècle. Ces technologies elles aussi proches de la science-fiction sont déjà en cours d'élaboration dans plusieurs laboratoires de biotechnologie disséminés en Amérique, en Europe et en Asie. Ce n'est qu'une question de temps avant qu'on fusionne la biologie et l'informatique afin de créer des solutions innovatrices pour résoudre nos problèmes de santé contemporains.

Qui sait, peut-être qu'un séjour de quelques semaines dans un centre de soins en apesanteur, en orbite autour de la Terre, permettra de guérir des maladies qui aujourd'hui nous paraissent ingérables. Les progrès incessants de la génétique nous permettront sans aucun doute de remplacer des gènes défectueux par de nouveaux gènes fonctionnels en utilisant des nanotechnologies ou des virus reprogrammés.

Rappelez-vous que les cent ans de progrès scientifiques effectués au xxe siècle nous ont permis d'augmenter considérablement notre espérance de vie. Il n'est donc pas inconcevable que les progrès technologiques du xxie siècle permettent à un nombre important de nos congénères d'atteindre l'âge vénérable de Jeanne Calment au moment où elle avait décidé de cesser de fumer, soit 117 ans !

À PROPOS DE L'AUTEUR

Natif de Montréal, au Québec, Judes Poirier est professeur titulaire de médecine et de psychiatrie à l'Université McGill et directeur de la recherche sur le vieillissement, la cognition et la maladie d'Alzheimer au Centre de recherche de l'Institut Douglas au sein du CIUSSS de l'Ouest-de-l'Île-de-Montréal. Il est aussi cofondateur et directeur adjoint du Centre d'études sur la prévention de la maladie d'Alzheimer à l'Institut universitaire en santé mentale Douglas, affilié à l'Université McGill.

Le travail de pionnier du Dr Poirier en neurochimie et en génétique a été récompensé par plusieurs prix prestigieux. Il a obtenu entre autres le prix Beaubien de la Société Alzheimer du Canada, le prix Galien pour sa contribution au domaine de la pharmacogénétique, ainsi que le prix Jonas-Salk. À l'international, il a reçu le prestigieux prix de l'International Society for Neurochemistry et le AAIC Lifetime Achievement Award in Alzheimer's Disease Research décernés au Japon, pour ses contributions scientifiques dans le domaine de la génétique de la maladie d'Alzheimer. En 2004, il fut accueilli par le premier ministre du Québec au sein de l'Ordre national du Québec, à titre de chevalier, et, en 2009, il a reçu un doctorat *honoris causa* en médecine de l'Université de Montpellier, la plus ancienne faculté de médecine du monde. Au fil des années, ses contributions multiples à la société ont été soulignées par de nombreuses publications grand public, qui lui ont attribué les titres de « Personnalité de l'année » (magazine *L'actualité*, 1995), de

« Découverte de l'année » (magazine *Québec Science*, 1993, 2005) et de « Personnalité de la semaine » (journal *La Presse*, 1998, 2004). Avec son collègue Serge Gauthier, il a remporté en 2012 le prix littéraire Hubert-Reeves pour leur livre à succès *La Maladie d'Alzheimer. Le guide* (aux Éditions du Trécarré). Cet ouvrage a été traduit en cinq langues et est aujourd'hui vendu partout dans le monde.

RÉFÉRENCES

1. Allard, M., Lèbre, V., Robine, J.-M. (1998). *Jeanne Calment : From Van Gogh's Time to Ours*. New York, W.H. Freeman and Company.
2. Allard, M., Robine, J.-M. (2000). *Les Centenaires français*. Paris, SERDI.
3. Allen, J., Morelli, V. (2011). « Aging and exercise ». *Clin Geriatr Med*, 27: 661-671.
4. Campbell, T.C., Campbell, T.M. (2006). *The China Study*. Dallas (TX), BenBella Books.
5. Gonzalo, S., Kreienkamp, R., Askjaer, P. (2016). « Hutchinson-Gilford Progeria Syndrome: A premature aging disease caused by LMNA gene mutations ». *Ageing Res Rev*, 29 juin 2016; S1568-1637(16)30134-9 [Epub avant publication].
6. Harman, D. (1956). « Aging: a theory based on free radical and radiation chemistry ». *J Gerontol*, 11: 298-300.
7. Hjelmborg, J., Iachine, I., Skytthe, A., Vaupel, J.W., McGue, M., Koskenvuo, M., Kaprio, J., Pedersen, N.L., Christensen, K. (2006). « Genetic influence on human lifespan and longevity ». *Hum Genet*, 119: 312-321.
8. Larson, E.B., Wang, L., Bowen, J.D., McCormick, W.C., Teri, L., Crane, P., Kukull, W. (2006). « Exercise is associated with reduced risk for incident dementia among persons 65 years of age and older ». *Ann Intern Med*, 144: 73-81.
9. Oeppen, J., Vaupel, J.W. (2002). « Demography. Broken limits to life expectancy ». *Science*, 296: 1029-1031.

10. Poirier, J., Gauthier, S. (2011). *La Maladie d'Alzheimer. Le guide.* Montréal, Trécarré.

11. Poirier, J., Miron, J., Picard, C., Gormley, P., Théroux, L., Breitner, J., Dea, D. (2014). « Apolipoprotein E and lipid homeostasis in the etiology and treatment of sporadic Alzheimer's disease ». *Neurobiol Aging,* 35 Suppl 2: S3-10.

12. Robine, J.M., Cheung, S.L., Saito, Y., Jeune, B., Parker, M.G., Herrmann, F.R. (2010). « Centenarians Today: New Insights on Selection from the 5-COOP Study ». *Curr Gerontol Geriatr Res,* 2010: 120354.

13. Speakman, J.R., Mitchell, S.E., Mazidi, M. (2016). « Calories or protein? The effect of dietary restriction on lifespan in rodents is explained by calories alone ». *Exp Gerontol,* 19 mars 2016; S0531-5565(16)30069-9 [Epub avant publication].

14. Thoms, W.J. (1879). *The Longevity of Man. Its Facts and Its Fictions.* London, F. Norgate.

15. Organisation mondiale de la santé (2016). *World Health Statistics 2016. Monitoring Health for the SDGs.* Genève, Données de l'Observatoire de la santé mondiale.

DANS LA MÊME COLLECTION

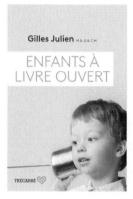

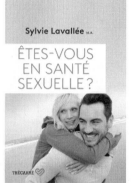

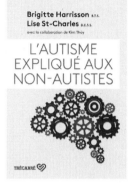

Restez à l'affût des titres à paraître chez Trécarré en suivant
la page de Groupe Librex : facebook.com/groupelibrex

edtrecarre.com

Cet ouvrage a été composé en Celeste 14 pts
et achevé d'imprimer en janvier 2017 sur les presses
de Marquis Imprimeur, Louiseville, Canada